TRAITEMENT OSTÉOPLASTIQUE

DU

SPINA BIFIDA

PAR

Le Dr Clément MARION

LYON

ALEXANDRE REY, IMPRIMEUR-ÉDITEUR DE L'UNIVERSITÉ
4, RUE GENTIL, 4

1898

TRAITEMENT OSTÉOPLASTIQUE

DU

SPINA BIFIDA

TRAITEMENT OSTÉOPLASTIQUE

DU

SPINA BIFIDA

PAR

Le Dr Clément MARION

LYON

ALEXANDRE REY, IMPRIMEUR-ÉDITEUR DE L'UNIVERSITÉ
4, RUE GENTIL, 4

1898

AVANT-PROPOS

Avant d'aborder la question qui fait le sujet de ce modeste travail, nous avons le devoir de dire qu'il ne nous est nullement personnel. M. le Dr Rochet, agrégé, chirurgien de l'Antiquaille, a bien voulu nous donner l'idée première de cette étude ; il a mis gracieusement à notre disposition ses observations personnelles et ses publications antérieures sur le point spécial de la thérapeutique chirurgicale qui nous occupe ; ce sont ses conseils éclairés qui nous ont permis de mener à bien nos recherches personnelles. Si nous nous souvenons encore que sa bienveillance, à laquelle nous n'avions aucun droit, nous a aidé à franchir plus d'un pas difficile au cours de nos études, nous aurons dit qu'il nous est un plaisir, encore plus qu'un devoir, de lui donner ici l'assurance de notre bien sincère gratitude.

M. le professeur Laroyenne a bien voulu accepter la présidence de notre thèse. Notre fréquentation coutumière dans son service de clinique si largement ouvert à tous les étudiants n'aurait pu nous faire escompter l'honneur qu'il nous fait, et dont nous lui témoignons notre respectueuse reconnaissance.

A nos maîtres de la Faculté et des Hôpitaux. de Lyon, à nos camarades et à nos amis, à tous ceux enfin qui nous ont aidé de leur expérience ou de leurs conseils, nous exprimons une dernière fois notre dévoûment et notre affection.

INTRODUCTION

La thérapeutique du spina bifida, comme celle de beaucoup d'affections autrefois regardées comme fatalement mortelles, a bénéficié, dans une large mesure, des progrès récents de la chirurgie, et particulièrement de l'emploi rationnel de l'antisepsie. De nos jours, les chirurgiens, rendus plus audacieux parce qu'ils peuvent se mettre à l'abri des complications post-opératoires dues à l'infection, ont à peu près complètement abandonné les méthodes aveugles ou incomplètes, dont la faveur ancienne s'explique par la crainte de l'infection qui suivait presque toujours l'ouverture des grandes cavités séreuses. Il nous semble qu'il serait aussi injuste envers les maîtres anciens de la chirurgie de discuter des procédés thérapeutiques qui, à l'époque où ils les préconisaient, avaient leur raison d'être, qu'il serait injuste de nos jours de mettre ces procédés en parallèle avec l'excision pure et simple de la tumeur par le bistouri. S'il est admis qu'il nous est donné aujourd'hui d'écarter, du chapitre des complications qui suivent l'excision du spina bifida, l'inflammation propagée à la cavité rachidienne par le champ opératoire (et c'est là le résultat auquel on est en droit de prétendre avec l'asepsie et l'antisepsie), que restera-t-il des reproches qu'on a pu faire jadis à l'ablation de la tumeur rachidienne par le bistouri ?

Nous nous bornerons donc, dans une première partie consacrée à l'historique, à passer en revue les différentes méthodes anciennes et les résultats qu'elles donnaient. La seconde partie traitera de l'excision telle qu'elle se pratique aujourd'hui, et spécialement des opérations ostéoplastiques proposées par plusieurs auteurs comme complément de l'excision du sac. Dans ce chapitre, nous rapporterons quelques observations, puisées pour la plupart dans les publications françaises et étrangères de ces dix dernières années, dont deux seulement, encore inédites, sont dues à l'obligeance de M. le D'' Rochet. Dans la dernière partie, nous discuterons des indications et du choix de l'intervention chirurgicale en présence d'une malformation dont le pronostic est aussi sévère que celui de l'hydrorachis.

TRAITEMENT OSTÉOPLASTIQUE

DU

SPINA BIFIDA

CHAPITRE PREMIER

HISTORIQUE

Certains auteurs font remonter jusqu'aux médecins arabes l'histoire du spina bifida. On a même prétendu qu'Hippocrate avait voulu parler des causes de cette malformation congénitale dans le passage suivant : *At vero ventilari in utero puerum censeo, vel collisione, si circa fœtum mater percussa fuerit, vel in eum ceciderit, vel aliam vim quempiam perpessa fuerit. (De Genitura, sect. 3. ed. Foe.)*

La première mention scientifique de l'hydrorachis est due à Tulpius (1672), qui donna à la tumeur le nom qu'elle porte encore de spina bifida.

Toutefois, il faut arriver à Morgagni et Ruysch pour trouver une description assez complète de cette tumeur au point de vue des symptômes et de l'anatomie pathologique.

Jusque-là, d'ailleurs, il n'est pas question de thérapeutique, et, à part quelques rares tentatives d'intervention, le plus souvent malheureuses, il en sera de même pendant la première moitié du siècle. Cette période de « stagnation de la thérapeutique », suivant l'expression d'un auteur, est caractérisée par le découragement et l'inertie des praticiens à l'endroit de l'hydrorachis, et leur persistance à délaisser les enfants atteints de cette maladie, parce qu'ils les considéraient comme inévitablement voués à une mort plus ou moins prochaine[1].

A cette époque cependant, les chirurgiens anglais, tels que Abernethy et A. Cooper, préconisaient et employaient les ponctions répétées et la compression méthodique de la poche. La ponction était pratiquée soit à la lancette (mouchetures), soit avec une aiguille fine (acupuncture), et généralement associée à la compression faible qui s'employait également seule. A. Cooper se servait d'un appareil plâtré moulé sur la tumeur, maintenu en place par des bandelettes agglutinatives, une bande, et dont il remplissait peu à peu la cavité avec de la charpie, jusqu'à ce que la réduction complète de la poche permît l'application d'un bandage à pelote, analogue à celui de la hernie ombilicale. Des succès furent obtenus par cette méthode, succès le plus souvent relatifs, puisque le patient était condamné toute sa vie au port du bandage, sous peine de voir sa tumeur se reproduire. Ce traitement a rencontré de tout temps des partisans, parmi les chirurgiens, qu trop prudents pour s'exposer aux funestes résultats dont étaient la plupart du temps suivies les interventions actives comme l'ablation de la tumeur ou les injections iodées,

---

[1] Guibbaud, th. de Paris, 1887

ne voulaient pas abandonner leurs malades à l'évolution presque fatale de la maladie. Les uns, croyant à la possibilité de guérir par ces seuls moyens, associaient la ponction, faite non plus avec la lancette mais le trocart, à une compression prolongée quand la tumeur n'était pas réductible par la pression seule, ou quand la réductibilité s'accompagnait de troubles nerveux. Citons dans cet ordre d'idées Ollivier d'Angers, Malgaigne, Velpeau. De nos jours même, voilà l'opinion du professeur Duplay : « La compression continue de la tumeur est un des moyens les plus efficaces et les moins dangereux. » Mais ces chirurgiens eux-mêmes n'appliquaient le traitement compressif qu'aux cas simples, et la plupart des auteurs considèrent que c'est là un moyen de temporisation, dont le but est surtout de protéger la tumeur, d'éviter les complications d'ulcération et de perforation de la poche, permettant ainsi d'attendre un moment favorable pour intervenir plus énergiquement.

Parfois même, on pourrait obtenir un plus brillant résultat et favoriser l'évolution de la maladie, vers une guérison à peu près complète. C'est l'opinion que M. de Saint-Germain émet dans une de ses cliniques : « Soyez prudents, messieurs, dans la cure du spina bifida ; vous devez vous borner à protéger et à comprimer légèrement la tumeur, et vous n'aurez jamais à regretter cette temporisation, car on a vu la poche diminuer spontanément de volume et disparaître presque complètement. »

Pour ce rôle protecteur, l'appareil de A. Cooper nous semble un peu démodé, et nous rappellerons qu'il fut avantageusement remplacé par un simple bandage de corps, par les bandelettes agglutinatives. Mais l'agent protecteur qui nous paraît réunir le double avantage de la légèreté et de l'imperméabilité, c'est le collodion, déjà préconisé par Behrend sous la forme de collodion riciné, et par Beynard sous celle de collodion saturnin.

De la méthode par les ponctions répétées, ou par la compression simple, ou par ces deux moyens associés, ne peuvent être rapprochées deux méthodes, qui, au point de vue des résultats, sont restées absolument inefficaces pour ne pas dire funestes. Je veux parler du séton de Chopart et Desault, et de l'incision simple de la tumeur. L'incision simple de la tumeur, très anciennement employée, était fatalement suivie de la reproduction plus ou moins rapide de la poche, et presque toujours aussi d'une méningite rachidienne suppurée, qui emportait rapidement le patient. On attribuait alors l'inflammation à la pénétration de l'air dans la cavité séreuse rachidienne. Aussi beaucoup de chirurgiens se préoccupent-ils d'empêcher l'accès de l'air. Malgaigne *(Journ. de Chirurg.*, 1845) s'élève avec énergie contre cette préoccupation du chirurgien.

C'est cette même année cependant que Laborie imagine son procédé d'incision sous l'eau : nous n'avons pas à insister sur cette préférence donnée à la contamination par l'eau sur toutes les autres. C'est aussi la préoccupation d'éviter l'entrée de l'air, qui était la raison d'être du séton préconisé par Desault. On espérait par cette intervention sous-cutanée évacuer petit à petit la sérosité sans que l'air pénétrât : mais la plaie s'infectait quand même. Le séton d'ailleurs ne tarda pas à être abandonné sans avoir donné aucune guérison, par ceux-là même qui en avaient été les promoteurs.

Telles sont donc jusqu'en 1841 les seules méthodes de

traitement employées contre le spina bifida. C'étaient là
des méthodes bien impuissantes et bien aveugles contre
une affection aussi sujette aux récidives et aux complications de nature diverse. Il n'y a donc pas lieu de s'étonner
si la grande majorité des praticiens était restée étran-
gère à ces tentatives et refusait systématiquement toute
intervention. Tout au plus se bornait-on à protéger la
tumeur contre les chocs et les frottements. C'est à cette
époque que parut le mémoire de Dubourg (de Marmande)
adressé à l'Académie de médecine : *Sur la cure radicale
du spina bifida, au moyen d'une opération nouvelle.*
Cette opération consistait dans l'incision de la tumeur
suivie de suture.

A vrai dire, l'opération n'était pas nouvelle, puisqu'elle
avait déjà été faite par Brunner et suivie de mort, ainsi
que le rapporte Morgagni. En 1829, Trowbridge avait
obtenu un succès par ce procédé opératoire (*Boston medical an surg. journal*) sur un « enfant de quatre ans et
trois mois, venu au monde avec une tumeur volumineuse
située sur le sacrum et sur les trois dernières vertèbres
lombaires ».

Ce qu'il y avait de nouveau dans la méthode proposée
par Dubourg, c'était surtout le raisonnement qui la lui
avait fait adopter. Etablissant une analogie entre la fissure
vertébrale et d'autres arrêts de développements congé-
nitaux comme la division des os maxillaires et palatins, il
pensait que si, dans ces derniers cas, une suture solide des
parties molles sur la fente osseuse a pu favoriser le rapprochement consécutif des deux bords osseux et leur accolement définitif, ainsi qu'il l'avait constaté maintes fois, il
était logique d'espérer qu'il en serait de même dans le cas

d'hydrorachis communicant : l'excision des parties molles excédantes, la suture des lèvres de la plaie, aboutissant à une cicatrice solide, favoriseront le rapprochement des lames vertébrales arrêtées dans leur marche l'une vers l'autre.

« Mais la plus grande difficulté à vaincre, dit Dubourg [1], et celle sans doute qui a fait taxer de témérité toute tentative analogue à la mienne, consistait à empêcher l'introduction de l'air dans le rachis, regardée comme mortelle, et la sortie du liquide cérébro-spinal également redoutée. De plus, on supposait que la tendance de ce même liquide à se faire jour à travers les interstices de la plaie détruirait la cicatrice au fur et à mesure de sa formation.

« Je m'étais imaginé que ces dangers et ces inconvénients étaient exagérés, et je pensais qu'on devait oser les affronter. Je me fondais principalement sur ce que j'avais vu dans certaines plaies de tête qui mettaient à nu la substance cérébrale et, appuyé sur cette puissante analogie, je désirais trouver l'occasion d'enfreindre le *veto* des auteurs classiques. »

Dubourg cependant a peur d'être taxé d'imprudence ; il recommande, aussitôt la tumeur incisée, de porter le doigt sur l'orifice vertébral afin d'éviter une trop grande issue de liquide rachidien. Après l'excision faite, Dubourg applique une suture enchevillée, très serrée, et tendant fortement la peau, suture qu'il laisse jusqu'à cicatrisation. Cette suture a pour but de s'opposer, d'une part, à l'accès de l'air ; d'autre part, à l'issue du liquide céphalo-rachidien.

---

[1] *Gazette méd. de Paris*, 1841, 2 s., IX, p. 481.

La méthode de Dubourg a donné à son auteur trois succès sur quatre opérations. Dans la première de ces interventions il n'osa pas réséquer immédiatement les parties molles exubérantes de peur de provoquer des complications par obturation incomplète de l'orifice vertébral qui était très large, ou par section possible de filets nerveux. Il se contenta de recouvrir l'hiatus osseux par une suture enchevillée des par ties molles après avoir évacué le contenu de la poche par une ponction. L'enfant mourut deux jours après l'opération.

Les deux observations suivantes relatent une guérison confirmée sur des enfants, âgés l'un de huit, l'autre de onze jours au moment de l'opération qui fut faite sans accident et ne fut suivie dans les deux cas d'aucune complication.

L'examen des deux tumeurs fut fait, et l'auteur n'y signale pas la présence des nerfs. Il y a donc tout lieu de penser qu'il s'agissait de deux méningocèles, l'une cervicale, l'autre lombaire.

Dans la dernière observation (spina bifida cervical), l'opération donna un résultat immédiat excellent qui se maintint pendant vingt-cinq jours. L'enfant n'a pas été suivi plus longtemps.

Ces résultats parurent encourageants, et plusieurs chirurgiens adoptèrent la façon de procéder de Dubourg. C'est Tavignot qui, pour éviter plus sûrement l'entrée de l'air, apporte au procédé de Dubourg une modification qu'il considère comme essentielle. Il place, avant l'excision, une large pince analogue à l'entérotome de Dupuytren, qui étreint la base de la tumeur, et applique des points de suture au-dessous. Malheureusement pour la méthode, la seule opération faite par Tavignot fut compliquée par une méningite qui emporta le malade.

Nous faisons remarquer en passant que l'excision, telle que la pratiquaient Dubourg et ses élèves, ne comprenait nullement la dissection et la résection du sac. On incisait en bloc sur les enveloppes de la tumeur, on retranchait l'excédent de parties molles, et on plaçait la suture. Nous verrons combien l'excision des chirurgiens de nos jours est différente.

Hamilton, en 1845, fit faire avec succès par un de ses élèves l'excision d'un spina bifida; le fait est publié par Laborie *(Ann. de chirurg. franç. et étr.*, 1845), et se rapportait selon toute vraisemblance à un cas d'hydrorachis externe.

Roux opéra par la méthode de Dubourg[1] un spina bifida lombaire chez un enfant âgé de cinq ans. L'opéré mourut au bout de trente-six heures.

C'est en rapportant ce fait malheureux qu'un auteur critique vivement la conduite du chirurgien de l'Hôtel-Dieu et traite d'imprudents les praticiens imitateurs de Dubourg. Cette façon de penser était du reste celle de presque tous les chirurgiens de l'époque, surtout à Paris. Plusieurs tentatives d'excision furent encore faites de loin en loin avec des résultats variables.

Nélaton *(Bull. de thér.*, t. LIV) fit une excision, suivie de mort au bout de quatre-vingts jours.

Roger[2] (de Joinville) obtint une guérison.

L'année suivante, Nott *(Gaz. méd.*, 1856) pratique

---

[1] *Revue de méd. et de chir.*, 1848.
[2] *Bulletin de l'Acad. de médecine*, t. XXV, 1855.

avec succès l'excision d'un spina bifida lombaire chez un enfant âgé d'un mois.

En 1869, une note du professeur Laboulbène, parue dans la *Gazette médicale*, relate une observation de spina bifida, d'abord traité par compression et, plus tard, par l'excision. L'opération fut suivie au troisième jour d'une méningite rachidienne qui emporta le malade en vingt-quatre heures.

Holmes, partisan convaincu des moyens de traitement palliatifs, tenta cependant une excision, qui d'ailleurs eut une issue fatale.

Borlase Childs, au lieu de réséquer le sac, eut l'idée, après l'avoir ouvert, de le réduire dans le canal vertébral. Ce procédé fut suivi d'un insuccès.

Les cas d'excision, depuis le mémoire de Dubourg, pendant les trente années qui suivirent, sont donc rares, et il nous faudra arriver jusqu'à la période contemporaine pour voir cette opération revenir en faveur. Nous reprendrons la question au chapitre que nous consacrons spécialement à l'excision.

Une autre méthode de traitement avait encore ses partisans vers le milieu du siècle : c'est la ligature. L'application de la ligature à la cure du spina bifida reposait sur le principe de l'accolement des séreuses. Les chirurgiens anciens qui ignoraient la présence des éléments nerveux dans la tumeur trouvaient plusieurs avantages à ce mode d'extirpation : séparation progressive des tissus pathologiques mettant à l'abri du choc opératoire, certitude d'éviter l'entrée de l'air qu'on redoutait tant autrefois, probabilité enfin d'éviter la fistulisation consécutive de la cicatrice. Plus tard, on se préoccupa de la présence des

éléments nerveux, non point autant toutefois qu'on pourrait le supposer. Certainement, les tumeurs largement
ouvertes dans le canal médullaire, présentant une partie
ombiliquée, les cas compliqués de gros troubles fonctionnels furent écartés du domaine de la ligature. Mais bien
des cas douteux furent soumis à ce mode de traitement
aveugle, et souvent, il faut le dire, avec un succès incontestable.

La ligature simple, indiquée par Forestus, a été préconisée par B. Bell, qui ne paraît pas l'avoir pratiquée. Dès
le début, elle ne paraissait pas plus avantageuse que le
séton de Desault. Heister en a fait la triste expérience.

Latil (de Thimécourt) rapporte le fait suivant qui ne laisse
pas d'être curieux. Une mère voyant son enfant atteint
d'une grosseur au niveau de l'épine dorsale, eut l'idée de
la ponctionner avec une aiguille. La tumeur s'affaissa,
puis se reproduisit. Cette femme alors lia le pédicule et
l'enfant guérit.

Le premier exemple de ligature est rapporté par Atts ;
il eut une mort.

Trowbridge tenta plusieurs fois cette opération sans
succès, mais il réussit deux fois en 1827 *(Journ. de chir.
de Malgaigne)*.

Beynard (de Marmande[1]), employa le premier la ligature linéaire. Son appareil était fait de deux tuyaux de
plume, qu'il maintenait à la base de la tumeur par des
bandelettes de sparadrap. Un fil passant à l'intérieur de
ces tuyaux permettait d'exercer la constriction.

Latil (de Thimécourt[2]) employait dans le même but deux

[1] *Gazette médicale*, 1840.
[2] *Gazette médicale*, 1844.

branches de bois flexible, percées de trous dans lesquels passait le fil.

Pour placer plus facilement le fil constricteur et aussi pour éviter la douleur causée par la ligature sur la peau, Beaunier (1844) imagina de circonscrire la base de la tumeur par un cercle de caustique de Vienne, laissé jusqu'à production d'escarre.

P. Dubois donne la préférence à un appareil formé de deux lames métalliques courbées sur le plat et percées de trous, serrées à leurs extrémités par des fils et maintenues en place au moyen d'épingles traversant la base de la tumeur.

Le premier essai que Dubois fit de ce procédé (22 février 1844) donna lieu à des phénomènes douloureux tels qu'on dut retirer l'appareil le soir même de l'opération : l'enfant mourut le cinquième jour.

Moulia *(Bull. gén. de thérap.*, 1846) publie une observation de guérison obtenue par la ligature.

Page [1] aussi rapporte un cas de guérison.

Guersant, par contre, cite un cas de mort rapide par méningite, à la suite de l'application d'une ligature.

Debout se déclare partisan de la méthode de Beynard, et lui reconnaît surtout l'avantage de permettre une compression lentement progressive. Il considère ce procédé chirurgical comme à peu près inoffensif.

C'est le désir de comprimer peu à peu, sans secousses, la base de la tumeur qui a conduit les chirurgiens à employer la constriction élastique.

Les deux premières observations de ligature élastique

---

[1] *Union médicale*, 1847.

viennent d'Angleterre. Athinson *(Brit. medic. Journ..* 1875)*:* enfant de huit semaines. Tumeur cervicale. Guérison. Ch. Bull *(Dubl. Journ. of med. Sc.,* 1875)*:* enfant de six mois. Tumeur de la région dorso-lombaire. A succombé.

En 1876, Nicaise rend compte à la Société de chirurgie d'une observation de Laroyenne de Lyon, au sujet d'un spina bifida guéri par la ligature élastique.

Mouchet (de Sens) publie deux cas de guérison[1].

Mais c'est surtout en Italie que la méthode a trouvé des partisans. Préconisée par Scarenzio, chirurgien de Pavie, par Vanzetti, elle donna des succès entre les mains de plusieurs praticiens : Carlo Colognese *(Ann. univ. di medic.,* 1877), Cappellini *(id.,* 1877), Baldassare *(Ann. univ. medic.,* 1877), Covagnis *(id.,* 1878), Gaetano Scolari *(id.,* 1879), Valentinotti *(Il racoglitori med.,* 1879), Vittorio Covagnis[2], Turretta *(Journ. de Hayem,* 1884), Valeriani *(Giorn. di chir. et therap.,* 1884).

Tous ces cas, sauf celui de Vittorio Covagnis, où l'enfant mourut de bronchite, se rapportent à des guérisons. C'est plus qu'il n'en fallait pour recommander ce procédé opératoire. Aussi, de tous les procédés appliqués à la cure du spina bifida, la ligature élastique est-elle, en Italie, celui qui compte de nos jours encore le plus de défenseurs. Mais si l'on analyse les faits, on se demande si cette série de succès ne doit pas être attribuée plutôt à un heureux hasard qu'à la valeur même de la méthode. Disons d'abord que tous les cas cités plus haut se rapportent à

---

[1] *Bulletin de la Société de chirurgie.*
[2] Th. Clément, Nancy, 1888.

de simples méningocèles : tumeurs pédiculées, pas de phénomènes nerveux, en somme cas très favorables à une intervention. Et, d'autre part, nous allons voir que cette même ligature élastique n'a pas donné dans tous les pays les mêmes résultats heureux.

Polaillon, ayant placé une ligature élastique, fut obligé de l'enlever le deuxième jour, et l'enfant garda sa tumeur.

Osterloh *(Jahr. der Geself. nat.*, 1878) eut un insuccès chez un nouveau-né, qui se présentait il est vrai dans des conditions très mauvaises : enfant né au huitième mois, poche rompue, mort au vingt-quatrième jour à la suite de catarrhe stomacal.

Vincent Jackson *(Rapport du comité de Londres)* opère sur une fillette de trois ans. Tumeur dorsale grosse comme une orange. Ligature élastique. Mort au huitieme jour avec convulsions.

Si encore nous tenons compte de la tendance des praticiens à publier leurs résultats favorables et à passer sous silence leurs insuccès, nous pouvons supposer que la ligature élastique a produit d'autres déceptions.

La ligature simple ou élastique était préconisée encore comme temps préliminaire à l'excision. La compression du pédicule se faisait au moyen d'un fil, ou d'un instrument tel que la pince de Rizzoli, fort en honneur au delà des Alpes, ou l'instrument proposé par Tavignot *(Gaz. méd.*, 1841), ou encore l'écraseur linéaire de Chassaignac (cas de guérison rapporté par Gigon d'Angoulême[1]). Tous ces procédés abandonnés depuis avaient un seul et

[1] *Bulletin de la Société de chirurgie.*

même but : c'est d'empêcher l'entrée de l'air et la sortie
du liquide rachidien. Quand on liait avec le fil, on atten-
dait plusieurs jours pour exciser ; quand on se servait des
compresseurs métalliques, on excisait le plus souvent
aussitôt et on suturait les lèvres de la plaie cutanée. De
toutes façons, les résultats laissaient souvent à désirer, et
il s'en faut que cette méthode de traitement, pas plus que
les autres, ait obtenu la faveur de tous les chirurgiens.
Un grand nombre d'entre eux restaient dans une sage
expectative en présence des cas peu menaçants, se contentant de protéger la tumeur contre les chocs extérieurs et
contre l'excès de pression intérieure, ne se décidant à
intervenir que si la poche menaçait de se rompre.

Nous arrivons enfin au mode de traitement qui avait,
jusqu'à ces dernières années, réuni le plus de partisans :
les uns entraînés par les succès incontestables qu'elle
donnait même dans certains cas en apparence désespérés,
le plus grand nombre pensant qu'elle mettait mieux à
l'abri des complications multiples qui étaient autrefois si
redoutables dans le cas d'intervention sur l'hydrorachis.

L'idée de porter un liquide modificateur dans la poche
du spina bifida, pour déterminer un travail adhésif de ses
parois, revient à un chirurgien français, à Velpeau. Il
avait été conduit à cette hypothèse par ses belles recherches sur la valeur des injections iodées dans les hydropisies
des cavités closes : hydrocèle, bourses séreuses sous-
cutanées, hydarthrose. « Que de motifs, disait-il, d'atta-
quer le spina bifida ou hydrorachis, l'hydrocéphalie,
l'hydropéricarde, l'hydrothorax et l'ascite, à l'aide d'un
remède qui réussit dans un grand nombre de cas, qui
entraîne si peu d'inconvénients quand on l'applique à

d'aùtres cavités de même nature ! Quand on sait que la mort est la terminaison de toutes ces maladies traitées de n'importe quelle manière, il est permis de songer à quelque remède nouveau. » Mais Velpeau ajoutait : « Qui osera le premier porter la teinture d'iode dans le spina bifida, dans la cavité du crâne, sachant que l'inflammation des méninges devient rapidement mortelle ? » *(Annales de la chir. franç. et étr.*, 1844).

Quelqu'un osa mettre en pratique l'hypothèse de Velpeau. Ce fut Brainard, professeur au collège de médecine de l'Ilinois. Le succès vint couronner dès le premier essai cette audacieuse tentative (1847). L'heureuse nouvelle vint en Europe et suscita des imitateurs à Brainard. En 1848, du Tremblay publie un nouveau cas de guérison. Velpeau lui-même met en pratique avec succès le traitement qu'il avait le premier conçu. Maisonneuve l'emploie.

Debout, en 1860, fait à la Société de chirurgie un rapport très favorable. Caradec (de Brest) se déclare partisan enthousiaste de la méthode. Chassaignac donne son avis sur la valeur des injections iodées : « Avec un moyen inoffensif, on est un peu dégagé du souci de trouver des cas parfaitement appropriés et de discerner ceux qui se présentent avec des chances plus ou moins grandes de curabilité ; car, eût-ont affaire à des cas voués à une incurabilité absolue, l'injection iodée ne pouvant pas les aggraver, l'employer ne serait pas un mal. Il résulte même de là que les injections iodées deviendront peut-être le moyen de connaître la limite jusqu'où l'on peut pousser les tentatives de thérapeutique dans le traitement de cette affection » (Th. Guibbaud).

Quoique Chassaignac ne tienne pas compte des dangers

de la méthode, il a raison, en ce sens que son introduction dans la thérapeutique de l'hydrorachis marque un progrès incontestable, surtout si l'on considère l'époque à laquelle il émettait son opinion, alors que les autres modes de traitement donnaient une mortalité si grande, que la plupart des chirurgiens considéraient toute intervention comme inutile et dangereuse.

Deux procédés différents furent préconisés pour l'emploi des injections.

Celui de Brainard, inspiré de la méthode employée par Teissier, de Lyon, dans les cas réfractaires d'hydropisie péritonéale, consistait à évacuer une partie seulement de la sérosité, et à la remplacer par une égale quantité de solution iodée. Voici comment Brainard conseille de faire l'injection iodée dans un spina bifida. « La ponction doit être faite dans la peau saine, et le liquide injecté doit être maintenu dans la cavité par une compression légère. S'il survient des convulsions, on laisse écouler le liquide, et on le remplace par l'eau distillée à la température du corps. Des applications d'eau fraîche sur la tumeur et sur la tête doivent être faites pour combattre la possibilité d'une inflammation. Quand il n'y a plus ni rougeur, ni tension, il faut appliquer sur la tumeur du collodion qu'on renouvelle tant que la tumeur diminue. On recommence l'injection quand elle cesse de diminuer, et, après la guérison, on doit continuer l'usage du collodion pendant plusieurs mois[1]. »

L'autre procédé, préconisé par Velpeau, consistait à évacuer tout le contenu de la poche, puis à pratiquer l'in-

---

[1] Monod, *Rapport à la Société de chirurgie.*

jection iodée. Le but était de provoquer le plus rapidement possible le processus inflammatoire des parois qui en amenait la rétraction et l'adhésion.

La solution employée par Brainard était aqueuse et se formulait ainsi :

> Iode. . . . . . . 3 centigrammes.
> Iodure de potassium . . 6 —
> Eau distillée . . . . 30 grammes.

On augmentait la dose du médicament avec le nombre des injections.

La solution employée par Velpeau était sensiblement la même.

L'un et l'autre conseillent, pour éviter la pénétration du médicament dans le canal rachidien, de placer le doigt ou un tampon sur l'orifice de communication, pour le fermer momentanément.

Les résultats obtenus par Brainard étaient fort encourageants. Sur 7 malades traités, 4 avaient des spina bifida compliqués d'hydrocéphalie. Les 3 autres ont guéri, l'un après 13 injections, le second après 2 et le troisième après une seule.

Une statistique de Debout donne sur 11 cas : 8 succès, 1 insuccès et 2 morts.

Trawitz[1] cite 18 cas opérés par la méthode Brainard-Velpeau, et compte 13 guérisons, 1 insuccès et 4 morts.

Bellanger[2] rapporte 38 cas de spina bifida traités par l'injection iodée sur lesquels il y a 27 succès, 9 morts, 1 amélioration, 1 insuccès.

---

[1] Th. de Strasbourg, 1869. *Du spina bifida.*
[2] *Traitement du spina bifida* (thèse de Paris, 1891).

Mais Bellanger remarque d'autre part que bien peu de malades semblent avoir été suivis pendant un temps suffisamment long pour qu'on puisse confirmer la guérison d'une façon certaine.

Quoi qu'il en soit, la méthode avait bien des avantages mais n'était cependant pas sans danger. L'injection s'est montrée souvent inefficace, et il s'en faut qu'elle ait toujours été inoffensive. La mort subite est survenue plusieurs fois ainsi que le prouvent les observations de Robert, de Serres, d'Alais, de Maisonneuve, de Cheever : la mort survenait par collapsus, soit immédiatement, soit au bout de vingt-quatre heures.

Lorsque la mort du petit malade a pu être évitée, on a souvent eu à déplorer des accidents graves : convulsions, paraplégie ; accidents locaux de suppuration, gangrène de la poche ; accidents de voisinage : méningite et myélite (Th Guibbaud).

Aussi, bon nombre de chirurgiens se montrent-ils défiants à l'égard d'un procédé susceptible de complications aussi redoutables, et la majorité continue encore à s'abstenir dans presque tous les cas.

Les partisans même de la méthode font des restrictions et voici ce que dit un de ses plus fougueux défenseurs, Th. Caradec, de Brest : « On ne doit l'employer que lorsque l'orifice de communication est petit et quand la tumeur sessile est peu réductible, mais surtout quand elle est pédiculée et non en communication avec le canal rachidien. Elle est à rejeter d'une façon absolue quand il existe un élément de la moelle, quand l'orifice de communication est large, la moelle altérée, et qu'une partie des éléments nerveux existe dans la tumeur, car où il y a de la paraplégie, de la douleur à la pression, de la paralysie et d'autres vices de conformation, il n'y a pas plus de confiance à accorder à cette méthode qu'à aucune antre » (Th. Guibbaud).

En 1871, M. le Dr James Morton pensa, par une modification apportée à la pratique de l'injection iodée, en avoir atténué les dangers, sans en diminuer l'efficacité. L'eau distillée de la formule ancienne était remplacée par la glycérine, qui est moins diffusible, et surtout la proportion d'iode était réduite dans des proportions considérables.

De fait, M. le Dr Morton, si l'on s'en tient à ses publications, paraît avoir obtenu de brillants résultats, d'autant qu'il s'est adressé sans distinction à des cas simples et à d'autres qui présentaient des complications variables.

La méthode rallia en Angleterre un grand nombre de défenseurs et elle fit aussi en Amérique de nombreux adeptes. Lorsqu'en 1885 une Commission se réunit à Londres, chargée par la *London clinik Society* d'examiner les moyens thérapeutiques appliqués jusqu'alors à la cure du spina bifida et de déterminer celui qui offrait le plus d'avantages, le rapport qu'elle rédigea fut favorable à l'injection iodo-glycérinée du Dr Morton.

Les résultats relevés par le comité anglais sur 71 observations de spina bifida traités par le procédé de Morton sont : 35 guérisons, 27 morts, 4 améliorations, 5 cas où il n'y eut aucun effet.

L'auteur de la méthode lui-même publiait une statistique bien plus favorable. Le 11 mai 1885, il écrivait au Comité de Londres : « En y comprenant ceux publiés dans mon petit livre en 1877, je puis rapporter 50 cas traités par ponction et injection iodo-glycérinée ; 41 sont regardés comme des succès par ceux qui les ont vus ; 9 ont été malheureux ; c'est à peu près la proportion notée depuis l'adoption de cette méthode », c'est-à-dire 80 pour 100 de succès, comme il le dit déjà dans le *Medical Press and circular*[1] de 1882.

Les chirurgiens étrangers ont peine à croire à d'aussi beaux résultats. M. de Saint-Germain se déclare sceptique, Blake, en Amérique, est du même avis *(American journal of obstetric)*. Knox avait demandé à Morton à voir ses deux ou trois derniers cas, et dans tous la mort a eu lieu en deux ou trois jours au plus *(Glasgow med. journ.,* 1888, p. 416).

Churchill, qui publie en 1887 un ouvrage intitulé : *To investigate spina bifida and its treatment by the injection of Dr Morton's iodo-glycerin solution*, rapporte 71 cas traités soit par Morton, soit par divers chirurgiens anglais, trouve 45 guérisons (64 pour 100) et, dans les cas propres à Morton, sur 29 opérés il trouve 19 guérisons (65 pour 100) et 10 morts.

Les statistiques plus récentes donnent des résultats plus faibles que ceux de Morton. L'une d'elles[2] porte sur 17 cas, dont 13 guérisons (soit 76,4 pour 100) 3 morts et 1 insuccès. Celle de Bellanger[3] compte, sur 91 interventions, 40 guérisons, 34 morts et 9 améliorations (soit 53,8 pour 100 de succès).

La méthode des injections iodo-glycérinées est-elle sans danger ? Nous prétendons que c'est être trop opti-

[1] Th. Bellanger, p. 47.
[2] Clément, th. de Nancy, 1888.
[3] Th. de Paris, 1891.

miste que de le prétendre. Le nombre assez considérable des issues fatales à la suite de son emploi nous dispense de discuter ce point. Nous passerons en revue les divers accidents auxquels a pu donner lieu l'injection de Morton.

Les convulsions, dues probablement à l'action de l'injection irritante sur le contenu nerveux de la tumeur, ont été suivies à bref délai par la mort dans 4 cas sur 91.

La méningite suppurée due sûrement à une infection opératoire, a causé aussi 4 décès. Hâtons-nous d'ailleurs de dire que c'est là un accident que l'on pourrait facilement éviter avec l'antisepsie. Il est possible que la méningite se produise par une autre voie que la voie directe. L'injection iodée produit sur les enveloppes de la tumeur une action caustique qui détermine un premier degré d'inflammation aseptique. Et peut-être suffit-il de cet état de congestion et de prolifération de cellules jeunes au sein des éléments de la séreuse herniée, pour en faire un lieu de moindre résistance où viennent proliférer les germes pathogènes qui existent toujours dans l'organisme, et qui sont amenés probablement par la voie lymphatique. Nous n'insistons pas sur ce point : c'est un simple aperçu de l'esprit que nous nous contentons de signaler.

L'hydrocéphalie s'est montrée quatre fois : trois fois elle était antérieure à l'injection, une fois elle s'est développée après. Nous traiterons de cette complication commune à toutes les interventions sur l'hydrorachis au chapitre des indications et contre-indications de l'intervention.

L'affaiblissement général est donné comme cause de la mort dans trois observations.

L'écoulement de liquide céphalo-rachidien, dans deux cas.

L'hémorragie dans un cas seulement.

Le collapsus enfin est l'accident le plus à redouter quand on emploie l'injection iodo-glycérinée. Il se produit immédiatement ou dans les vingt-quatre heures : mais c'est un accident presque fatalement mortel. La respiration s'embarrasse, les battements du cœur deviennent petits, parfois l'enfant bleuit : il meurt parfois immédiatement, ou, si l'on parvient à le ranimer, il succombe dans les trois ou quatre jours qui suivent.

Dans douze cas, la cause de la mort n'est pas indiquée.

Souvent aussi les accidents n'ont pas empêché la guérison : c'étaient alors des suppurations localisées, des convulsions passagères, des signes d'hydrocéphalie qui se sont amendés.

Quant à la paraplégie si souvent associée au spina bifida, elle ne paraît pas être influencée beaucoup par l'injection iodée : dans aucun cas elle n'a été aggravée.

Comment guérissent les spina bifida traités par l'injection de Morton ?

Bellanger[1] conclut ainsi de trois autopsies : « Le spina bifida guérit par transformation du sac en tissu fibreux et cette transformation semble s'opérer de la profondeur du sac vers l'orifice de communication, celui-ci persistant le dernier et pouvant même rester incomplètement oblitéré, alors que tout fait croire à une guérison complète, mais l'injection n'a pas pour effet de déterminer des adhérences du collet et de transformer le spina bifida en kyste indépendant de la cavité rachidienne. »

[1] *Loc. cit.*

Telles sont donc les méthodes différentes qui depuis le milieu du siècle jusqu'à nos jours avaient tour à tour obtenu la faveur d'un certain nombre de chirurgiens. Vers 1880, chacune de ces méthodes, si nous en exceptons les procédés comme l'incision, la ligature simple et le séton, chacune de ces méthodes avait encore ses défenseurs.

Les chirurgiens anglais et américains qui venaient d'adopter l'injection iodo-glycérinée de Morton, la considéraient, avec un semblant de raison, comme supérieure à tous les autres traitements, tandis que les Allemands s'en tenaient encore à la solution iodo–iodurée simple.

En Italie, la ligature élastique avait donné des résultats brillants, et elle restait le procédé de choix.

En France, ces méthodes avaient toutes quelques défenseurs.

Mais le grand nombre des chirurgiens, n'osant accorder sa confiance absolue à aucun des traitements connus jusqu'alors et doutant d'autre part des complications qui suivaient presque fatalement les interventions sur un organe aussi essentiel que la moelle ou ses enveloppes, se tenait dans une sage réserve, se contentant de protéger et de comprimer légèrement la tumeur, n'intervenant que dans les cas où la poche était rompue ou près de se rompre.

C'est du moins l'avis exprimé d'une façon presque unanime dans la séance du 3 mai 1876, à la Société de chirurgie, à propos d'un rapport de M. Périer sur deux cas de spina bifida traités par la ligature élastique.

M. Blot est d'avis que le spina bifida peut évoluer spontanément vers la guérison, et que, d'autre part, le diagnostic précis ne pouvant être fait, l'opération est toujours dangereuse.

M. Polaillon est du même avis. Pour lui, on ne peut intervenir que si la tumeur s'accroît dans des proportions inquiétantes.

M. Larrey cite le cas d'un infirmier âgé de ving-huit ans, qu'il a vu à l'hôpital Cochin, et qui supportait très bien un spina bifida lombaire de la grosseur d'une orange. Il est partisan de la temporisation.

M. Guéniot pense que toutes les fois qu'il sera possible de protéger suffisamment la tumeur contre les irritations locales, on devra s'abstenir de toute intervention opératoire.

M. Desprès dit : « Toutes les fois qu'un spina bifida est recouvert par la peau, je soutiens que le chirurgien n'a pas le droit d'y toucher, car l'opération est presque toujours dangereuse et, d'autre part, les enfants peuvent parfaitement se développer et continuer à vivre malgré la persistance de leur tumeur. »

M. Houel a examiné avec Cruveilhier trente ou quarante spina bifida, et il y a toujours trouvé des nerfs, quelquefois la moelle. Il considère qu'une opération dans ces conditions a bien des chances de donner des résultats fâcheux.

Ces auteurs ne faisaient qu'exprimer l'opinion de leurs devanciers. S. Cooper, Itard, Boyer, dans leurs articles sur l'hydrorachis, considèrent que cette affection échappe à nos moyens de traitement.

Pour terminer ce chapitre historique, nous citerons l'opinion d'un auteur autorisé, le professeur Duplay, qui montre bien qu'à l'époque où il parlait, le spina bifida était

considéré comme une affection à peu près incurable.
Dans une clinique faite à l'hôpital Saint-Louis, en 1878,
ce chirurgien prononçait ces paroles décourageantes :
« Soit qu'on abandonne l'affection à elle-même, soit
qu'elle demeure l'objet d'une intervention chirurgicale,
les malades sont voués à une mort presque certaine. »

CHAPITRE II

EXCISION

L'excision du spina bifida au moyen du bistouri, avec exploration préalable de la poche, est une opération qui est de date relativement récente.

Nous avons vu cependant, vers le milieu du siècle, les chirurgiens de l'école de Dubourg pratiquer l'excision au bistouri ; mais cette opération ne comprenait pas l'inspection préalable de la poche, la dissection du sac et la suture séparée des méninges et de la peau.

Néanmoins, ce n'est que par des perfectionnements insensibles qu'on en est arrivé du procédé expéditif de Dubourg au manuel opératoire minutieux que l'on suit aujourd'hui.

C'est à la suite des travaux de Wirchow et ceux de Cruveilhier sur le contenu nerveux de l'hydrorachis, que les chirurgiens commencèrent à se préoccuper de l'exploration préalable des parois du sac, avant leur ablation, car on veut éviter avant tout la section des nerfs, ou la blessure de la moelle.

Pourtant, Mayo Robson peut être considéré comme le premier chirurgien qui ait pratiqué l'opération de l'excision telle qu'on la fait aujourd'hui, avec exploration préalable du sac et sutures distinctes des méninges et de la peau. Ce chirurgien préconisa même un mode de suture original *(The Lancet,* 1885).

C'est une combinaison de lambeaux très ingénieuse, destinée à rendre l'occlusion de la cavité rachidenne plus parfaite. Robson taillait deux lambeaux méningés inégaux. Il faisait de même pour la peau ; mais tandis que le grand lambeau méningé se trouvait d'un côté, le grand lambeau cutané était de l'autre.

De cette façon, les deux sutures n'étaient pas superposées, et la solidité de la cicatrice était mieux assurée.

Cependant, cette façon de procéder n'eut pas d'imitateurs, et la plupart des chirurgiens qui pratiquent l'excision simple de l'hydrorachis se contentent de suturer séparément la séreuse et la peau, sans se préoccuper de la superposition des sutures.

Un autre point de vue de la question a préoccupé certains chirurgiens : c'est la réparation de l'orifice osseux. D'une part, on pouvait penser qu'en substituant (par un procédé quelconque) à cette fissure un plan résistant, on se mettrait à l'abri des accidents de récidive, et de réunion incomplète des parties molles par écoulement de liquide céphalo-rachidien ; d'autre part, en présence de certaines fissures rachidiennes très étendues, d'orifice très large, le chirurgien était forcément amené à chercher la reconstitution du plan osseux, protecteur de la moelle et de ses enveloppes.

Nous discuterons en détail ces deux points qui résument les indications des procédés de cure radicale du spina bifida par ostéoplastie, avec les indications opératoires de l'excision.

Pour le moment, nous nous contenterons de citer quel-

ques observations relatives aux complications consécu-
tives à l'excision.

L'une d'elles a trait à une récidive de spina bifida à
la suite d'une excision suivie de cautérisation, par un procédé ancien. C'est donc un cas qui ne s'applique qu'impar-
faitement à l'opération d'excision avec double suture,
comme on la pratique aujourd'hui. Cependant, étant
donné que c'est la seule observation précise de récidive
que nous ayons trouvée, elle nous a paru assez curieuse
pour être citée. Les autres se rapportent à des cas où il
s'est établi, avant ou après la réunion de la plaie, une fistule rachidienne.

OBSERVATION I

Desprès, *Gaz. des Hôpit.*, 1883 (th. Bellanger, obs. XLIII).

Récidive de spina bifida.

Auguste C..., vingt-deux ans, se plaint de ne pouvoir uriner ou
d'uriner malgré lui. M. Desprès diagnostique une paralysie du corps
de la vessie dont la cause lui a paru être un ancien spina bifida
opéré et récidivé occupant la région sacrée. En effet, il existe au
niveau de la première vertèbre sacrée une large cicatrice, au milieu de laquelle existe une dépression, et au milieu de celle ci on
constate une tumeur du volume d'une noisette, réductible et repa-
raissant pendant les efforts. La cicatrice est le fait d'une opération
qui a été faite peu de jours après la naissance ; le médecin de la
localité a excisé la tumeur et a cautérisé au fer rouge, c'est du
moins ce qu'ont dit les parents du malade. Depuis sa plus tendre
enfance, ce garçon urinait au lit et, depuis son enfance jusqu'à ce
jour, il urinait sous lui par regorgement.

Observation II

Hilton, *Lancet*, 1850 (th. Bellanger, obs. CCXXXI).

*Spina bifida. — Excision. — Fistule céphalo-rachidienne.—
Mort.*

Tumeur lombaire du volume d'un petit fromage de Hollande.
Dissection de la peau. Ligature du collet, ablation dü sac, écoulement continuel de liquide cérébro-spinal.

Mort en une semaine.

Observation III

Evans, *New-York med. journ.*, p. 205, 1888
(th. Bellanger, obs. CCLXXXIV).

Six ans, tumeur sur les 2ᵉ et 3ᵉ lombaires, du volume d'une
orange. Deux des sœurs de la mère avaient donné naissance à des
enfants souffrant de la même maladie. Tumeur à large base, douloureuse à la pression, surtout à gauche. A droite, à la base, petit
orifice par lequel sortait du pus en assez grande abondance pour
nécessiter deux ou trois pansements par jour. Une sonde passée
par cet orifice venait au contact de séquestres détachés. Avec le
doigt, après élargissement, on trouvait du tissu nécrosé. Je pensai
avoir affaire à un faux spina bifida, cas rare dans lequel la nature
a effectué la guérison.

Le 16 avril, incision à gauche et à droite de la tumeur à la base.
A gauche, à peine le bistouri eut-il traversé la peau qu'un écoulement de liquide spinal vint démontrer qu'au lieu d'un faux spina
bifida, nous avions affaire à un vrai. Ablation facile de la tumeur qui
contenait deux sacs. Le gauche, renfermant les méninges, ayant un
orifice des dimensions d'un crayon, conduisait dans le canal rachidien. Le droit était occupé par de petits fragments d'os, du pus.
Le shock fut considérable; la nuit suivante, l'enfant dormait bien,
et le lendemain il mangeait comme d'habitude. Le troisième jour,

convulsions de peu de durée. *Suintement de liquide cérébro-spinal nécessitant deux pansements par jour pendant trois semaines*. Guérison.

OBSERVATION IV

Terrier, Société de chirurgie, séance du 16 mars 1892.

L'année dernière, j'ai pratiqué l'excision d'un spina bifida chez un enfant atteint en même temps d'hydrocéphalie. Ce spina bifida paraissait dénué de toutes complications et ne semblait pas renfermer de tractus nerveux; l'indication était nette et l'ablation fut très simple. Au bout de cinq à six jours, au moment de l'ablation des sutures, il n'y avait aucune réunion du côté de la plaie et *il en résulta une fistule du canal rachidien, par laquelle s'écoulait le liquide céphalo-rachidien*. Malgré tous les moyens, la fistule et l'écoulement persistèrent et, après huit à dix jours, l'enfant succomba par épuisement.

Prengrueber, Soc. de chir., séance du 16 mars 1892.

J'ai fait aussi dans les mêmes conditions une opération très simple ; ici également la réunion ne se fit pas. Je crois que cette absence de réunion est due à la *grande quantité de liquide céphalo-rachidien qui filtre entre les lèvres de la plaie* et en empêche la réunion.

Nous aurions pu citer encore une observation de récidive publiée par Schreiber (*Deutsche Zeitschr*, 1879), survenue après une ablation pratiquée au moyen de l'anse galvanique. Cette observation ne nous a pas paru assez détaillée pour qu'on en puisse tirer une conclusion. Les cas opérés par la méthode des injections iodées dans lesquels la tumeur s'est reproduite sont nombreux aussi ; mais nous n'avons pas voulu tirer des déductions des com-

plications survenues par l'emploi d'nne méthode thérapeutique aussi différente de l'excision.

Dans le même ordre d'idées, nous aurions pu réunir
un grand nombre d'observations de fistules céphalo-rachi-
diennes survenues après la ponction, après l'injection ou
la ligature ; mais ç'aurait été nous égarer sur un terrain
que nous ne voulons pas aborder.

Les quelques cas que nous citons sont d'ailleurs assez
concluants. Dans les observations II et IV, la mort a été
la conséquence de l'écoulement céphalo-rachidien. Dans
l'observation III, la guérison fut obtenue malgré cette
complication.

Excision suivie d'opérations ostéo-plastiques.

Les opérations plastiques, destinées dans l'esprit de
leurs auteurs à assurer l'occlusion aussi complète que
possible de l'orifice résultant du défaut de soudure des
lames vertébrales, ont toutes un point commun : combler
la perte de substance osseuse par de l'os nouveau greffé
sur place ou engendré par une greffe périostique. Mais
elles diffèrent dans les moyens employés pour atteindre
ce même but. Dans l'énumération des procédés opératoires mis en pratique jusqu'à ce jour, nous adopterons
la classification donnée par Eliacheff dans un Mémoire
présenté à la Société de chirurgie en 1896, intitulé :
Revue sur les trayaux russes de la cure radicale du spina
bifida par le procédé de Bobroff *(Rev. de chir.*, t. XVI,
p. 149).

De ces procédés, les uns consistent dans l'emploi de
greffes osseuses ou périostiques empruntées aux animaux :

nous les appellerons *hétéro-ostéoplastiques ;* les autres prennent leurs lambeaux ostéo-périostiques soit sur la colonne vertébrale, soit sur les os voisins, mais toujours le lambeau pris sur le sujet lui-même reste en continuité par une de ses faces avec le périoste et l'os dont il faisait partie: ces procédés sont dits par *auto-ostéoplastie.*

Hétéro-ostéoplastie. — Robert Hayes le premier, en Angleterre, eut l'idée de transporter de petites greffes périostiques empruntées à un animal sur la suture des méninges.

L'année suivante, un autre chirurgien anglais, Mayo Robson, grand partisan de l'excision, voulut compléter l'occlusion du pertuis vertébral à l'aide d'une opération plastique. Ayant suturé les méninges très soigneusement par la méthode du grand et du petit lambeau que nous avons indiquée déjà, il détacha du fémur et du frontal d'un lapin qu'il venait d'immoler un lambeau de périoste et, plaçant ce lambeau au-dessus des méninges, il le sutura très exactement au périoste des lames et aux rebords osseux des vertèbres supérieures et inférieures. Suture de la peau. Pansement.

Nous ne citerons pas les observations qui ont trait à ces deux procédés; qu'il nous suffise de dire que leurs résultats, au point de vue plastique, sont toujours restés négatifs, de l'avis même de leurs auteurs.

En 1892, M. le professeur Berger communiquait à l'Académie de médecine l'observation d'une petite fille qui présentait un spina bifida avec large brèche rachidienne. Ce chirurgien avait eu l'idée de combler la perte de substance par une greffe osseuse empruntée au frontal d'un lapin. Nous transcrivons ici l'observation détaillée de ce cas intéressant, extraite du rapport de M. Périer, dans la séance du 17 mai, à l'Académie de médecine, ce qui nous dispense de décrire le manuel opératoire de cette opération toute nouvelle alors, et qui probablement n'a pas été faite depuis.

OBSERVATION V

Berger. *Cure radicale d'un spina bifida chez une petite fille âgée de sept semaines ; greffe d'une plaque osseuse empruntée à l'omoplate d'un jeune lapin dans la perte de substance des lames vertébrales.* (Rapport de M. Périer. Séance de l'Académie de médecine, 17 mai 1892.)

Messieurs, dans la séance du 12 janvier dernier, M. le Dr Paul Berger nous a présenté une petite fille de sept semaines qu'il avait guérie d'un spina bifida lombaire en assurant la guérison par la greffe d'une plaque osseuse destinée à fermer le canal rachidien.

La tumeur avait la grosseur d'une noix ; sa communication avec le canal rachidien était évidente, les tentatives de réduction amenaient assez rapidement des phénomènes de compression cérébrale, l'orifice de communication semblait très large ; il y avait paralysie complète des muscles des membres inférieurs avec pieds bots, varus équins et paralysie du sphincter anal. Le sommet de la tumeur avait l'aspect d'un tissu de cicatrice, le centre était granuleux et suppurant. La rupture étant imminente, l'intervention s'imposait sans délai.

Après antisepsie rigoureuse et anesthésie chloroformique, la tumeur fut circonscrite par deux incisions transversales réunies à leurs extrémités.

Deux lambeaux, l'un supérieur, l'autre inférieur, furent disséqués, puis le sac séreux constituant le spina bifida fut soigneusement détaché des tissus environnants jusqu'à son insertion au pourtour de l'orifice rachidien.

Au cours de cette dissection délicate, le sac s'était rompu et, dès le moment de la rupture, le doigt d'un assistant, appliqué sur l'orifice vertébral, empêcha la déperdition du liquide céphalo-rachidien.

L'enveloppe immédiate ne contenait aucun élément nerveux apparent dans son épaisseur. Seul, un cordon cylindrique de quelques millimètres d'épaisseur, sortait par l'orifice rachidien pour s'implanter au sommet de la tumeur. Il avait été facile de l'en détacher, puis de le réduire dans le canal rachidien et de l'y maintenir réduit.

Dans cette première phase de l'opération, M. Berger avait donc disséqué une sorte d'entonnoir membraneux au fond duquel se trouvait l'hiatus formé par l'écartement des lames vertébrales. Cet hiatus avait 3 centimètres de long sur 2 centimètres de large et il s'agissait d'en assurer l'oblitération. Pour atteindre ce but, M. Berger eut la très heureuse idée de recourir à la greffe osseuse et le succès vint justifier sa tentative.

Une lamelle osseuse, prise sur l'omoplate d'un jeune lapin sacrifié à l'instant même, fut taillée en conformité du pourtour de l'orifice à combler; après qu'elle y eut été insérée, M. Berger rabattit par-dessus la paroi du spina bifida, dont il ne conserva que la quantité nécessaire pour recouvrir la lamelle; une suture au catgut en surjet de cette paroi membraneuse assura l'inclusion de la lamelle osseuse, en même temps que l'occlusion parfaite du canal rachidien.

Par-dessus cette occlusion profonde, les lambeaux cutanés furent réunis par des crins de Florence. Pansement au salol et au coton salolé fixé par le collodion. Suites très simples. Sutures levées le huitième jour. Après quatre semaines, on ne trouvait, à la place du spina bifida, qu'un bourrelet transversal résultant de l'adossement des deux lambeaux cutanés et, en aucun point, on ne percevait de pulsations, de dépressibilité, non plus que d'impulsion pendant les efforts.

La paraplégie avait été tout d'abord aggravée, en ce sens que les mouvements de flexion des cuisses avaient été abolis, mais ils semblent revenir lentement au degré qu'ils avaient avant l'opération, degré d'ailleurs très faible. Cette légère complication ne saurait être attribuée à une section nerveuse, car il n'y avait aucun nerf apparent dans les parties d'enveloppes qui ont été excisées. Une autre complication redoutable, l'hydrocéphalie consécutive à l'extirpation du spina bifida, ne paraît plus à craindre chez cette petite fille, en raison du temps écoulé depuis l'opération sans qu'il s'en soit révélé aucun signe.

Qu'est donc devenue la lamelle osseuse insérée dans l'orifice rachidien ? A-t-elle persisté ? Est-elle résorbée ou en voie de résorption ? Et, dans ce cas, y aura-t-il substitution d'un tissu solide et résistant ? M. Berger pose ces questions sans pouvoir y donner de réponse positive. Mais ce qu'il croit pouvoir affirmer, c'est que la greffe hétéroplastique a été parfaitement tolérée par les tissus, qu'elle n'a déterminé aucun accident, et que l'on peut considérer actuellement comme certain qu'elle ne sera pas éliminée.

Quel jugement porter sur une telle opération ? Si nous en croyons l'auteur, le résultat cherché est obtenu ; l'orifice rachidien est solidement fermé contre les traumatismes extérieurs. D'autre part, la lamelle osseuse provenant du frontal de lapin a été jusqu'ici très bien supportée. Ceci est un fait, un fait très intéressant. Mais sur les questions de savoir ce qu'est devenue, et ce que deviendra la greffe osseuse, nous nous tenons, comme l'auteur lui-même, sur une sage réserve.

Auto-ostéoplastie. — Deux procédés ont été mis en pratique jusqu'à ce jour : le plus ancien, procédé Dollinger-Senenko-Rochet, emprunte son lambeau ostéo-fibreux aux lames vertébrales incomplètement développées ; l'autre, procédé de Bobroff, cherche le lambeau en dehors du squelette du rachis. C'est ce dernier procédé qui nous occupera d'abord.

Procédé Bobroff. — L'opération imaginée par le professeur Bobroff, de Saint-Pétersbourg, pour la cure radicale du spina bifida, fut pratiquée pour la première fois par ce chirurgien en 1891, et le résultat opératoire fut excellent. Il s'agissait d'un hydrorachis siégeant dans la région sacrée. Le manuel opératoire est le suivant :

« Par deux sections semi-lunaires et verticales circonscrivant le sommet de la tumeur rachidienne, on divise la peau qui la recouvre, on enlève en même temps l'excès des téguments, les parties ulcérées ou cicatrisées de la peau. Après la dissection des lambeaux cutanés et la résection de la poche, on fait une incision latérale partant de l'angle supérieur de la peau et longeant la crête iliaque, le plus souvent du côté droit. Cette incision doit intéresser toutes les couches jusqu'au périoste.

« Les muscles qui s'insèrent à l'épine iliaque postéro-supérieure doivent être divisés sans que le périoste soit lésé. Le périoste est ensuite divisé par une incision demi-circulaire à convexité externe; puis on enlève à l'aide d'une gouge un lambeau osseux à l'épine iliaque postéro-supérieure. Chez les jeunes enfants, on peu prendre l'épine en entier et même une partie de la crête iliaque, étant donné que chez eux l'épine est peu développée et presque entièrement cartilagineuse.

« Le lambeau osseux reste en continuité avec le squelette par sa couche périostale, les fibres initiales du carré des lombes et l'aponévrose lombo-dorsale. Quand le lambeau ostéo-périostique est suffisamment mobilisé, on le récline vers la ligne médiane, de façon à ce que sa surface périostée regarde vers la cavité rachidienne. Les bords de l'orifice rachidien sont avivés, le lambeau ostéo-périostique exactement adapté à l'orifice qu'il doit combler et fixé aux bords, à l'aide de quelques points de suture intéressant toute l'épaisseur de l'os emprunté. Suture de la plaie avec ou sans drainage. Pansement aseptique » (Eliacheff, *loc. cit.*).

L'opération ainsi décrite s'applique au spina bifida sacré ou lombo-sacré. Lorsque la tumeur siège à la région dorsale ou cervico-dorsale, Bobroff pense qu'on pourrait emprunter le lambeau à la partie postérieure des côtes. Cette modification de son procédé, il n'a pas eu à l'employer, du moins nous n'en avons pas recueilli d'observation.

Voici comment le chirurgien russe, après essais sur le cadavre, conseille de s'y prendre :

« On peut prendre la moitié de l'épaisseur des côtes, immédiatement en dehors des muscles vertébraux profond et long du dos. Le lambeau doit former pédicule du côté de la vertèbre. Afin d'éviter la transplantation du lambeau par-dessus la couche musculaire et le tiraillement du pédicule qui en aurait résulté, le professeur Bobroff conseille de couper les insertions des muscles le long du rachis, de dehors en dedans, et de faire glisser le lambeau osseux dans la fente ainsi formée. Le lambeau couvre ainsi complètement la fente rachidienne » (Eliacheff, *loc. cit.*).

Une autre variante du procédé de Bobroff consisterait, ainsi que le proposait, au Congrès des médecins russes, le D\u02b3 Sklifossowski, à chercher un lambeau ostéo-périostique sur l'omoplate. Cette opération n'a pas été faite, que nous sachions.

En résumé, tous les cas que nous avons trouvés rapportés de spina bifida, opérés par la méthode de Bobroff, se rapportent à des tumeurs sacrées ou lombaires, justiciables par conséquent du procédé à lambeau iliaque.

On en jugera par les observations suivantes.

OBSERVATION VI

Bobroff, *Ann. de chir. de Moscou*, 1892.
Eliacheff, *Rev. de chir.*, t. XVI, p. 150.

1891. — Garçonnet de huit ans, atteint de spina bifida sacré. La tumeur mesurait 7 centimètres de hauteur, et 5 centimètres de diamètre à sa base. La peau qui la recouvrait avait un aspect normal partout, sauf au sommet où il y avait une cicatrice ombiliquée. Par compression, la tumeur pouvait être réduite de moitié, mais le petit malade ressentait immédiatement des douleurs et des vertiges. Absence de réflexe anal, incontinence des urines et des matières fécales.

Opération d'après le procédé décrit, section des quelques rameaux de la queue de cheval et de l'extrémité inférieure de la moelle adhérant à la face interne du sac. On avait affaire à une myéloméningocèle avec fissure rachidienne admettant un doigt. Cette fissure n'était autre que l'hiatus sacré dilaté et situé plus haut qu'à l'état normal. Le lambeau osseux emprunté à l'os iliaque mesurait environ 3 centimètres de long sur 2 centimètres de large et 1 centimètre d'épaisseur.

Le lambeau osseux adhérant à un pont musculaire fut ramené à la fissure rachidienne de façon à ce que la surface de section du tissu spongieux fût tournée en dehors, tandis que la surface recouverte de périoste regardait le canal rachidien. Pour avoir une adaptation plus parfaite, on a réséqué la partie correspondante du sacrum autour de la fissure. Le lambeau osseux fut ensuite fixé à l'aide de deux points de suture. Les fils de soie étaient un peu longs, de façon à pouvoir être ramenés à l'extérieur. Suture de la plaie cutanée, drainage, pansement iodoformé.

Le petit malade est resté dans le décubitus ventral pendant

toute la durée de la période post-opératoire. Bonnes suites. État général excellent. Drainage enlevé au bout de deux jours. Ablation des points de suture cutanés au huitième jour. Réunion de la plaie par première intention. Six semaines après l'intervention, le lambeau osseux était encore un peu mobile. Cette mobilité a disparu après un mois de massage de la région. Contre les troubles sphinctériens, on a employé le courant électrique, d'abord interrompu, puis continu. Le sphincter anal a récupéré ses fonctions, mais le sphincter vésical est resté sans modification. La fermeture de la fissure rachidienne était complète deux mois et demi après l'intervention.

OBSERVATION VII

Diakonoff, *Ann. de chir. de Moscou*, 1893, fasc. 4.
Eliacheff, *Revue de chir.*, t. XVI, p. 151.

En 1893, le professeur Diakonoff a eu l'occasion d'opérer un petit malade de seize mois, amené dans le service du professeur Filatoff pour un spina bifida sacré. La tumeur était du volume d'un poing, sessile, recouverte d'une peau très amincie, remplacée çà et là par du tissu cicatriciel, vestiges des ruptures accidentelles de la poche. Aucune ombilication pouvant faire supposer l'adhérence de l'extrémité inférieure de la moelle. La tumeur était fluctuante ; sa compression ne provoquait rien d'anormal.

L'enfant était très débile, la fontanelle antérieure n'était pas fermée ; les dents n'étaient qu'au nombre de dix. Fonctions sphinctériennes normales. Opération d'après le procédé de Bobroff. L'ossification n'était pas encore complète, le lambeau emprunté était en partie cartilagineux. Désunion de la plaie sur une étendue de 2 cm. 1/2 le sixième jour après l'opération. En ce point, la plaie s'est comblée par bourgeonnement. Après l'ablation des points de suture superficiels, on a pu constater une *nécrose partielle de la partie osseuse du lambeau transplanté*, sans qu'on puisse dire si l'os a été éliminé en totalité ou en partie. En tout cas, la partie cartilagineuse et le périoste sont restés intacts, de sorte que la fermeture de la fissure rachidienne était très solide.

L'état général du petit malade s'est considérablement amélioré
après l'opération ; il a engraissé et augmenté de poids ; la faiblesse
des jambes qu'on a constatée à son entrée à l'hôpital a disparu. Ce
petit malade a pu être observé au cours d'une année. Pendant ce
temps se sont montrées des ulcérations au prépuce et au périnée,
l'incontinence des fèces et des urines. On a d'abord pensé aux
troubles trophiques consécutifs à la section de nombreux filets
nerveux et de la moelle au cours de l'opération. Mais à l'examen
plus rigoureux on constate que le petit malade avait du phimosis
ayant entraîné une balano-posthite. En effet, après l'opération du
phimosis, les ulcérations se sont cicatrisées ; les troubles sphinctériens se sont considérablement améliorés, sans disparaître toutefois malgré l'électrisation. En résumé, les troubles constatés après
l'opération étaient de cause indéterminée, mais ne doivent pas
être imputés à la section des nerfs adhérents au sac. Les observations cliniques et anatomo-pathologiques démontrent en effet que
les parties du système nerveux contenues dans le sac sont atro-
phiées et inutiles au point de vue physiologique ; leur section ne
peut donc amener aucun trouble.

Observation VIII

Lissenkoff, *Ann. de chir. de Moscou*, 1894, fasc. 3.
Eliacheff, *Rev. de chir.*, t. XVI, p. 152.

Une fillette de quatre jours fut apportée à l'hôpital pour un spina
bifida lombaire. La petite malade est le troisième enfant ; les deux
autres ont succombé à l'âge d'un mois. Pas de fausses couches chez
la mère. Pas d'antécédents syphilitiques ou tuberculeux. Enfant
né à terme, accouchement normal.

A l'examen, on a pu constater quelques signes de prédisposition
à l'hydrocéphalie et la présence d'une tumeur rachidienne
fluctuante, du volume d'un œuf de poule, à peau ulcérée à sa partie
culminante. L'ulcération, des dimensions d'une pièce de 5 francs
en argent, est recouverte d'un détritus gangreneux et laisse sourdre, par pression, du liquide céphalo-rachidien. La compression de

la tumeur ne provoque aucun phénomène morbide. Température
à 38°2.

Opération pratiquée par M. Diakonoff le lendemain (l'enfant
avait cinq jours). Formation d'un lambeau périosto-cartilagineux
emprunté à la crête iliaque droite ; on n'a pu avoir du tissu osseux.
*La transplantation du lambeau présente certaines difficultés,
le couteau pouvant facilement glisser et pénétrer dans la cavité abdominale. Le lambeau disséqué avec précaution était
plus petit que la fissure rachidienne.* La température resta
élevée les premiers jours après l'opération. Le troisième jour on
s'est aperçu de la désunion de la plaie. On pouvait voir au fond le
lambeau périosto cartilagineux, *au-dessous duquel suintait le
liquide céphalo-rachidien.* La température est bientôt tombée à
la normale. Malgré le bourgeonnement de la plaie, il y avait encore, dix jours après l'opération, un petit pertuis qui laissait écouler du liquide ; ce pertuis se comble bientôt, mais, quinze jours
après l'intervention, les sutures des os du crâne s'élargirent, la
tête augmenta de volume. L'enfant est devenu agité ; quelques convulsions se montrèrent ; les signes d'hydrocéphalie sont devenus
très marqués. Deux mois après l'opération, l'enfant était très
émacié ; la tête a doublé de volume. La fissure rachidienne était
parfaitement oblitérée.

OBSERVATION IX

Sklifossowski, *Communication au Ve Congrès des Médecins
russes, à la mémoire de Pirogoff ;* Eliacheff, *Rev. de
Chir.,* t. XVI, p. 153.

Spina bifida chez une fillette de douze ans. L'enfant avait des
troubles trophiques consistant en un mal perforant du pied et des
phénomènes d'anesthésie. Après l'opération, d'après le procédé
de Bobroff, l'ulcération s'est cicatrisée, les phénomènes d'anesthésie ont disparu. Au cours de l'opération, on a pu constater que
la moelle, au lieu de se terminer par la queue de cheval, présentait
un renflement terminal en massue. Après l'avoir séparée d'avec

la surface interne du sac, elle a pu être facilement réduite dans le canal rachidien.

OBSERVATION X

Lissenkoff, *Ann. de chir. de Moscou*, 1895, fasc. 5.
Eliacheff, *Rev. de chir.*, t. XVI, p. 154.

Spina bifida sacro-lombaire chez un enfant de trois mois, opéré par M. Diakonoff. Les dimensions de la tumeur étaient de 8 cm.1/2 de long sur 9 centimètres de large. Il y avait en même temps de l'incontinence des urines et des fèces, un eczéma suintant à l'anus. La fontanelle antérieure mesurait 5 centimètres sur 2 cm. 1/2 de large. Tête à forme régulière. Opération d'après le procédé de Bobroff. La moelle n'a pu être réduite qu'après la résection de 1 centimètre de longueur, et encore est-elle restée incurvée dans le canal rachidien.

Au quatrième jour après l'opération, deux points de suture se sont désunis. Au septième jour, l'état du malade a brusquement empiré; les vomissements se sont montrés, avec somnolence, fai-blesse du pouls, hypothermie, et l'enfant a succombé dans le collapsus quinze jours après l'intervention. Pendant toute la durée de la période post-opératoire, la plaie laissait écouler le liquide céphalo-rachidien, clair ou légèrement trouble. Le jour même de la mort, on a pu faire sourdre, par pression, du pus épais. L'autopsie n'a pu être faite.

OBSERVATION XI

Lissenkoff, *Ann. de chir. de Moscou*, 1895, fasc. 5.
Eliacheff, *Rev. de chir.*, t. XVI, p. 154.

Garçon de onze ans présentant un spina bifida de 22 centimètres de long, sur 21 centimètres de diamètre. La peau qui recouvrait la tumeur était normale ; à la limite inférieure de la tumeur se trouvait une cicatrice ombiliquée, vestige d'une ponction anté-rieure. Une autre cicatrice plate se trouvait dans le voisinage de la précédente. La tumeur était légèrement déviée à droite. Les limites inférieures étaient à 5 centimètres de l'anus. Sur la fesse gauche, il y avait une ulcération à bords rouges, assez réguliers, à fond atone, recouvert de détritus. Cicatrices d'ulcérations antérieures sur les deux fesses. Pas de troubles de l'intelligence, Exagération des réflexes abdominaux, patellaires et plantaires; pas de clonus du pied. Anesthésie à la douleur, dans la région fessière, périnéale, et sur les organes génitaux externes. Sensibilité au tact diminuée dans les mêmes régions avec abolition de la sensibilité thermique. Epispadias, ulcération autour du méat urinaire et sur le gland près du frein. Troubles sphinctériens marqués. Opération par le procédé de Bobroff, pratiquée par M. Diakonoff, avec grattage de l'ulcération de la fesse gauche. Durant douze jours après l'opération, la température resta élevée. Céphalées au début avec délire. Suppuration de la plaie au cinquième jour, mais l'union était assez bonne, sauf au niveau de l'entre-croisement des incisions verticale et horizontale, où il y avait un petit orifice laissant sourdre du pus et du liquide céphalo-rachidien. Deux autres petits pertuis dans le voisinage. *Elimination d'un fragment osseux faisant partie du lambeau ostéo-périostique.* Sept mois après l'opération, l'état du malade était peu modifié. *Après l'élimination d'un second fragment assez considérable*, les orifices fistulaires se sont fermés. *Il semble que le lambeau osseux employé pour la fermeture du rachis s'est nécrosé en grande partie.*

Le procédé de Bobroff a donc été employé avec un succès réel dans des conditions variables, certains sujets étant beaucoup plus jeunes que d'autres.

Ce procédé opératoire constitue certainement une application ingénieuse de la méthode des lambeaux pédiculés, qui présentait un réel intérêt à être signalée. Toutefois, nous pensons qu'il faut restreindre l'emploi de la méthode aux cas où la tumeur siège dans le voisinage des lombes. D'ailleurs nous discuterons la valeur de ce procédé ostéoplastique, relativement aux procédés analogues, dans un paragraphe spécial.

Ici nous nous contenterons d'enregistrer les résultats.

L'observation VI nous présente un succès, tant au point de vue thérapeutique qu'au point de vue opératoire.

Dans l'observation VII, le malade a guéri, desa tumeur et son état général s'est sensiblement amélioré. Nous voyons que la plaie n'a pas pu se réunir par première intention, et que, cependant, il n'y a pas eu d'écoulement céphalo-rachidien. *(Nécrose partielle du lambeau osseux.)*

Le malade de l'observation VIII a présenté une fistule, puis des signes d'hydrocéphalie ; l'observation est muette sur le résultat définitif ; le résultat opératoire a été bon.

Un cas de mort avec fistule et méningite dans l'observation X.

Dans l'observation XI, la plaie a suppuré ; il y a eu écoulement de liquide rachidien ; enfin tout est rentré dans l'ordre, *mais après élimination de fragments osseux.*

Procédé Dollinger-Senenko-Rochet. — La première application de ce procédé opératoire est due au professeur Dollinger, de Budapesth. Ce chirurgien publia en 1886 l'observation dont nous donnons plus loin une traduction personnelle.

En 1889, l'opération fut reprise par Senenko, et légèrement modifiée par lui.

Enfin, en 1892, M. Rochet, chirurgien de l'Antiquaille, ayant à opérer un spina bifida cervico-dorsal, mit en pratique pour la première fois en France l'opération ostéoplastique de Dollinger, et le succès vint réaliser ses espérances.

Voici les observations relatives à ce procédé :

OBSERVATION XII

Publiée en 1886, dans le *Wien. med. Wochenschrift*, p. 1536,
par le professeur Dollinger, de Budapesth.

Hélène T... est née de parents sains ; aussitôt après l'accouchement, le médecin remarqua sur la ligne médiane à la région
lombaire, une tumeur de la grosseur d'une noix, d'aspect rouge,
qui était légèrement élevée au-dessus du niveau de la peau et molle
au toucher. La tumeur croissait avec l'enfant et se développait
de plus en plus au dehors. A ce moment, il n'y avait pas de troubles appréciables aux extrémités, mais de l'incontinence pour
l'urine et la matière alvine apparut à la fin du premier mois ;
l'enfant commença à marcher dès l'âge de deux ans, et marcha
assez bien, paraît-il, dès le début ; mais la marche devint plus
difficile à mesure que la tumeur grossissait. A cette époque, la poche
fut ponctionnée par le médecin de l'enfant, qui évacua une petite
quantité de sérosité ; au bout de quelques jours, la tumeur était
redevenue tendue, et la ponction ne fut pas répétée. Lorsqu'au
mois de novembre 1885, sur le conseil du Dr Aloïs Adler, la petite
fille alors âgée de cinq ans me fut montrée, elle présentait, à la partie
supérieure du sacrum une tumeur circonscrite mesurant 36 centimètres de circonférence, fortement tendue, transparante et présentant à son point culminant une peau très amincie ; la tumeur était
réductible à la pression, sans que l'enfant présentât des phénomènes
nerveux ; à ce moment, on ne percevait pas d'impulsion. L'enfant
pouvait à peine marcher ; les membres inférieurs présentaient deux
pieds bots dont le redressement était rendu impossible par la
contracture des muscles péroniers. En prolongeant l'effort, on
amenait, il est vrai, les pieds en flexion dorsale, mais il se produi-
sait immédiatement des contractions cloniques des péroniers ; la
pression cessant, la déformation du pied bot se reproduisait. La
cause du pied bot, comme de la contracture moins accusée du genou,
était un état spasmodique des muscles fléchisseurs de la jambe et

du pied. L'urine s'écoulait goutte à goutte, et les excréments étaient expulsés inconsciemment.

Opération, le 2 novembre 1885. — Le sac fut fendu sur toute sa longueur et on put se rendre compte qu'il était formé par la dure-mère qui, à travers une ouverture de 1 centimètre environ, sortait du canal vertébral.

A travers cet orifice de communication, passait un cordon nerveux large de 3 ou 4 millimètres et plusieurs autres plus ténus qui se rendaient du canal rachidien dans la poche, et, s'anastomosant les uns aux autres, se perdaient dans les parois du sac ; quelques paquets nerveux plus petits partaient de la face interne du sac, s'étendaient transversalement à travers la cavité, puis se fixaient de nouveau à la paroi et s'y perdaient. Durant toute l'opération, les efforts de toux de l'enfant provoquaient l'issue d'une certaine quantité de liquide par l'orifice de communication, sans qu'il survint chez l'enfant endormi, aucun phénomène nerveux. Je disséquai alors tout le sac, je coupai tous les nerfs à leur point d'émergence, je liai les artères qui les accompagnaient, et je fermai la dure-mère, après l'avoir coupée, par une suture serrée qui fermait l'ouverture. Je dégageai des bords de la brèche vertébrale le moignon qui contenait les tronçons des nerfs, les artères liées et la suture de la dure-mère, et réduisis rapidement le tout dans le canal vertébral. De cette façon, le sac était fermé. A travers l'orifice, on pouvait voir le ligament intervertébral réunissant la cinquième lombaire au sacrum. Nous avions donc affaire, non à un hydrorachis interne, mais à une hernie de la dure-mère rachidienne. Les nerfs sacrés s'écartaient obliquement de chaque côté. L'ouverture à travers laquelle sortait l'hydrorachis était maintenant sous nos yeux. Elle était constituée par le défaut de soudure des arcs postérieurs de la cinquième lombaire, limitée en haut, par la face inférieure de l'apophyse épineuse de la quatrième lombaire, en bas, par l'extrémité postérieure de la crête sacrée et, sur les deux côtés, par les segments non soudés et aplatis en arrière des arcs de la cinquième lombaire.

Entre le collet du sac et les bords de l'orifice qu'il occupait, se trouvait une épaisse couche de graisse. Lorsque celle-ci eut été enlevée, on put voir que cet orifice était bordé par les tendons du muscle long du dos et du muscle redresseur du tronc. Je disséquai alors les bords de l'orifice dans une étendue de 3 centimètres, un peu moins largement en haut et en bas, en forme d'un ovale allongé, et je décollai les muscles jusque sur l'os; j'arrivai ainsi latéralement jusqu'à la base des rudiments des arcs non soudés, que je fendis jusqu'aux trois quarts environ de leur épaisseur. Je les fracturai tous les deux en exerçant une pression directe à leur face postérieure, je les attirai vers la ligne médiane, jusqu'à ce que leurs extrémités fussent en continuité au milieu avec la suite des apophyses épineuses, et je les suturai. Je suturai encore sur la ligne médiane les muscles et les tendons décollés, au-dessus de l'ouverture; puis, suture de la peau avec petit drain. L'enfant supporta bien l'opération, il n'y eut aucun phénomène nerveux, la suture osseuse guérit par première intention, et une petite partie seulement de peau très amincie se gangrena, ce qui entraîna pendant quelques jours de la fièvre et de la température.

Pendant l'opération, le Dr Takacs fit la remarque que le rectum, qui était en prolapsus complet avant l'opération, se réduisait au moment où j'évacuai le liquide contenu dans le sac, tandis que la contraction du releveur de l'anus reparaissait au moment où la tension de la tumeur disparaissait.

OBSERVATION XIII

W.-N. Senenko (Saint-Pétersbourg) (*Centralblatt für Chir.*, 1889, n° 25, p. 444.)

*Sur l'excision d'une myélo-méningocèle avec
ostéoplastie consécutive.*

Ce qui suit se rapporte à la dernière opération de spina bifida faite par moi. Après l'énucléation de la tumeur, on fit tout le long des côtés du sacrum et jusqu'à l'os deux incisions longitudinales, larges de deux travers de doigts, qui partaient de la symphyse sacro-iliaque dans la direction de la base de l'orifice où passait le pédicule de la tumeur. Deux lambeaux osseux, longs de 2 centimètres environ furent taillés aux dépens des rudiments des arcs et de la crête postérieure de la vertèbre, puis, dégagés de leurs connexions supérieures et inférieures avec l'aponévrose. ils furent mobilisés et amenés soigneusement au contact l'un de l'autre. Suture à trois étages des bords de l'orifice, de l'aponévrose, et des téguments superficiels. Guérison par première intention. Le sac excisé contenait une partie de la queue de cheval, et au cours de l'opération on avait coupé quelques-uns des nerfs sacrés : pourtant le résultat fut très satisfaisant. Quatre mois après, la surface postérieure du sacrum présentait une masse osseuse régulière, non douloureuse à la pression. L'urine et la matière fécale. étaient bien retenues ; l'atrophie des muscles des membres inférieurs s'amendait, et le malade marchait sans fatigue. De l'étude de ce cas, Senenko conclut : 1º que l'intervention chirurgicale s'impose non seulement dans le cas de méningocèle, mais encore pour la méningomyélocèle, surtout quand elle siège à la partie inférieure du sacrum ; 2º le procédé le plus rationnel consiste dans l'excision du sac avec application de sutures ou ligature du pédicule, suivie d'une opération plastique pour combler la perte de substance ; 3º pour combler la fissure osseuse de la colonne vertébrale on est autorisé à pratiquer une autoplastie avec lambeau pédiculé pris soit aux rudiments des arcs vertébraux, soit aux parties latérales de la partie inférieure du sacrum ; 4º la section des branches nerveuses sortant du sac n'entraîne pas de troubles fonctionnels appréciables dans les organes ; 5º la reconstitution complète et solide du canal rachidien permet d'espérer la rétrocession des troubles fonctionnels ayant existé ou existant.

OBSERVATION XIV

Rochet, *Archives provinc. de chir.*, vol. I, décembre 1892.

Spina bifida. — Opération. — Guérison.

Marguerite X..., âgée de trois ans et demi, porte depuis sa nais-

sance un spina bifida cervico-dorsal et entre dans le courant de
1892 dans le service de M. Aubert, chirurgien en chef des Cha-
zeaux, pour s'y faire soigner de cette tumeur.

Le spina bifida a le volume d'une petite orange ; il n'est pas
pédiculé et s'étale au contraire par une large base ; il est très mo-
dérément tendu du reste, ce qui permet facilement une exploration
profonde.

La peau est épaisse, comme infiltrée près du point culminant de
la tumeur ; elle n'est pas ulcérée encore, mais à ce point culminant
se voit une croûte qui persiste depuis longtemps et ne guérit pas.
Pas de production pileuse à la surface de la peau ; pas de dépression ombiliquée non plus.

La pression n'est pas douloureuse et ne détermine pas de phénomènes convulsifs ou paralytiques ; mais cependant, quand on
l'accentue un peu, elle amène du malaise et une tendance à la lipo-
thymie.

Si on explore la base de la tumeur, on voit que, sous elle, la
colonne vertébrale présente de profondes modifications. Jusqu'aux
limites supérieure et inférieure de la poche, la crête épineuse est
normale et fait sa saillie ordinaire sous les téguments ; sous la
tumeur même, cette crête manque complètement, et, en déprimant
les parties molles à ce niveau avec les doigts, on sent qu'ils s'en-
foncent dans une large gouttière qui admet aisément les pulpes de
deux doigts. L'arrêt de développement semble correspondre à
l'absence des apophyses épineuses et de la partie postérieure des
arcs des 1re et 2e dorsales.

On ne note rien de particulier du côté du cerveau ; les sutures
sont fermées ; il n'y a pas trace d'hydrocéphalie ; cependant la
région frontale est plus proéminente qu'à l'état normal.

Nulle part ailleurs d'autres vices de conformation.

Notre maître et ami M. Aubert avait déjà pensé à intervenir
activement sur ce spina bifida, et, de fait, si la tumeur n'était pas
encore ulcérée, elle devait arriver à l'être bientôt, soit par les
frottements répétés des vêtements à ce niveau, soit par la pression
du décubitus dorsal, soit surtout par le fait de la faible vitalité de
pareils tissus. Or, on sait ce qu'adviennent les spina bifida ulcérés,

surtout quand ils communiquent largement avec la cavité médullaire; l'ulcération produite, les chances d'infection deviennent considérables et avec elles la méningite consécutive.

M. Aubert avait donc ponctionné la tumeur à l'entrée de la malade (car la poche était, à l'inverse de ce que nous le vîmes plus tard, très tendue à cette époque) pour pouvoir l'explorer plus facilement et, comme il l'avait trouvée largement communicante avec le canal médullaire, il avait différé un peu l'intervention, puis avait quitté le service quelque temps après, sans avoir eu le loisir de mettre la cure radicale à exécution. C'est alors que j'eus l'honneur de le remplacer; j'examinai soigneusement la petite malade et, confiant dans l'antisepsie et les bonnes conditions du milieu opératoire, je décidai l'intervention (10 août 1892).

Opération. — Une incision verticale de 10 centimètres environ étant pratiquée sur la partie culminante de la poche, on chercha à disséquer de chaque côté deux petits lambeaux latéraux pour découvrir le sac; mais l'adhérence de ce dernier aux téguments était si intime (peut-être à cause de la ponction antérieure) que je fus obligé d'ouvrir avec la peau le sac lui-même. Le liquide, clair et très fluide, s'échappa aussitôt et on vit de suite se dessiner à la face interne du sac, un grand nombre d'anses nerveuses grêles, très déliées, à la façon des fils d'une toile d'araignée, partant de la moelle ou y rentrant, et formant de la sorte une série de courbes à convexité postérieure. Au milieu d'elles tranchait par son volume un gros cordon grisâtre, atteignant les dimensions d'une petite plume d'oie, sortant du milieu même de la fissure osseuse et venant se perdre sur la face profonde de la partie culminante de la poche.

Le sac, une fois ouvert et évacué, j'achevai de le séparer de la peau et je le réséquai en totalité juste au niveau de son abouchement dans la fissure vertébrale que représentait un ovale très allongé, à grand axe vertical et mesurant 1 cm. 1/2 de hauteur environ. J'avais essayé de détacher le gros cordon de la face interne du sac; mais, doutant de l'utilité physiologique de ce cordon attenant seulement à la moelle par un bout et se fixant sur le sac par l'autre extrémité, je le coupai délibérément au niveau de son émergence de la fente vertébrale.

Restait la fissure osseuse. Primitivement, j'avais eu l'intention de la traiter comme vient de le faire tout récemment mon maître, M. Paul Berger, par une plaque osseuse empruntée à un squelette de lapin ; mais n'ayant rien de préparé à cet effet, je mis en œuvre le procédé déjà employé par Dollinger et Senenko et pas encore pratiqué en France que je sache.

Je décrirai plus loin en détails la méthode opératoire ; qu'il me suffise de dire pour l'instant qu'après avoir mis à nu la partie restante des arcs vertébraux correspondant à la brèche osseuse congénitale, je les fracturai de chaque côté, en dehors de cette fissure et près de leur base, et je les mobilisai progressivement de telle façon que, n'étant plus retenus au reste de la colonne qu'au moyen de liens périostiques et tendineux, ils purent être approchés et affrontés chacun à chacun sur la ligne médiane. Ils furent du reste maintenus dans cette position par des sutures perdues et serrées, de manière à reconstituer une crête osseuse médiane remplaçant la ligne épineuse interrompue et venant s'interposer entre les apophyses épineuses limitant en haut et en bas la bifidité de la colonne.

Le reste de l'opération ne présenta rien de spécial ; je fis la résection d'une partie des téguments devenus trop larges et je réunis par des fils profonds et superficiels les parties molles au-dessus de l'ostéoplastie.

Suites. — Le soir et les jours suivants, apyrexie complète ; pas de douleurs : état général excellent. Tout se passa sans incident, du reste, jusqu'au huitième jour. A ce moment, je songeai à enlever les fils de suture, celle-ci me paraissant suffisamment solide.

Mais, quelques jours après l'ablation de ces fils, je fus tout surpris, en palpant la région opérée et qui me paraissait réunie par première intention, de voir se désunir ma ligne de suture à la partie inférieure de la plaie, et de l'orifice ainsi créé s'échappa un jet de liquide clair, limpide, constitué par le liquide céphalo-rachidien. C'était là, du reste, le seul accident ; il n'y avait pas trace d'infection de la plaie. Rien non plus du côté du système nerveux ; *sensibilité et motilité intactes sur tout le corps, malgré les sections des nerfs du sac.*

A partir de ce jour, se constitua une fistule qui donnait quotidiennement une quantité invraisemblable de liquide. Les pansements de la petite malade et même les matelas de son lit étaient très rapidement traversés par cet écoulement incessant.

Cet écoulement dura près de quinze jours, et je crus perdre mon opérée, car elle était tombée dans un état de torpeur profond, dormant tout le jour, refusant toute nourriture, et même vomissant parfois, avec de petites poussées de température de temps à autre.

Enfin l'écoulement diminua peu à peu, finit par se tarir, et la fistule guérit ; mais elle ne fut fermée complètement que près de six semaines après l'opération. A partir de ce moment, l'état général de la petite malade s'améliora rapidement, et actuellement elle a recouvré sa gaîté et ses forces.

Si l'on examine aujourd'hui la région opérée, voici ce qu'on y observe :

1° Toute tumeur a disparu et, à la place de l'ancienne poche, il ne reste que la cicatrice opératoire ;

2° La brèche osseuse congénitale est comblée et, en promenant les doigts sur la ligne médiane, on sent très bien un plan osseux résistant, continu et interposé entre les apophyses épineuses des vertèbres sus- et sous-jacentes à l'ancienne lésion.

OBSERVATION XV

Broca, VIII° *Congrès de Chirurgie*, Lyon 1894
(séance du 12 octobre).

L... Juliette est née le 17 août 1893 ; elle a été apportée à l'hôpital Trousseau le 1er septembre. J'ai constaté alors à la région lombaire, empiétant sur la région dorsale, une tumeur grosse comme un œuf de poule, d'aspect angiomateux, recouverte de poils longs et légers, sauf au niveau d'une ulcération large comme une pièce de 1 franc qui occupe son tiers supérieur. Sa demi-circonférence supérieure est marquée par un liséré rouge.

Mère bien portante ; quatre autres enfants bien conformés, dont deux sont morts.

Sous l'influence des pansements iodoformés faits avec régularité, l'ulcération a rapidement cessé d'augmenter, et elle était cicatrisée à la fin de septembre.

Le 8 octobre il existe une tumeur large comme une pièce de 5 francs, recouverte d'une membrane pellucide. Tout autour est la peau angiomateuse avec les poils précédemment décrits. Au centre est une cicatrice déprimée. La tumeur est assez flasque et, quoique les fontanelles soient larges, il n'existe pas d'hydrocéphalée appréciable. On sent la fissure osseuse très large et très longue.

Incision à la demi-circonférence droite, à la jonction de la peau et de la membrane pellucide. Libération aux ciseaux de quelques filets nerveux adhérents à la face profonde du sac, dissection du sac sous forme d'une membrane fibreuse qui franchit le bord de la fissure osseuse et tapisse la gouttière, longue de 4 centimètres, où est couchée la moelle, de bout en bout. Cette fissure est très large ; elle est formée par quatre vertèbres (deux dorsales et deux lombaires) dont les apophyses transverses débordent de chaque côté. Après suture de la dure-mère sur la ligne médiane postérieure autour de la moelle, je dédoublai les quatre apophyses transverses de chaque côté au bistouri, parallèlement à leurs deux faces et, de là, de petits volets que je suturai d'un côté à l'autre sur la ligne médiane ; les deux inférieurs ne purent être amenés absolument au contact, la largeur de la fissure étant trop grande. Suture de la peau en ligne verticale au crin de Florence. Pansement au collodion.

La guérison par première intention fut obtenue.

L'enfant a été perdue de vue au bout de quinze jours, n'ayant pas encore d'hydrocéphalie appréciable.

OBSERVATION XVI (inédite).

(Due à l'obligeance de M. le Dr Rochet).

X...., âgé de huit ans. Spina bifida de la région dorsale inférieure, de la grosseur du poing. Aucun signe de troubles du côté de la moelle ; pas d'autres difformités, état général très satisfaisant.

L'ouverture du sac montre un cordon assez volumineux (gros comme un porte-plume environ) partant du canal médullaire et allant se fixer sur une des faces latérales du sac, en se divisant en un pinceau de fines fibrilles un peu avant d'aborder la paroi de la poche ; ces fibrilles se poursuivent sur la face interne de celle-ci.

La perte de substance rachidienne est représentée par un orifice ovalaire très allongé dans le sens vertical, de 3 centimètres environ de hauteur et semblant marquer la place des arcs postérieurs de trois vertèbres.

Le cordon est réséqué au niveau de son passage à travers l'orifice rachidien ; le sac est réséqué, non pas au ras du trou rachidien, mais à un travers de doigt en dehors, de façon à laisser une collerette se continuant en entonnoir avec les méninges du canal médullaire, entonnoir dont on lie le point rétréci et dont on suture soigneusement les faces opposées, après avoir refoulé dans le canal rachidien le tronçon médullaire du cordon réséqué. Par dessus, on mobilise et on rapproche les tissus ostéo-fibreux qui limitent l'orifice rachidien, en suivant le manuel opératoire déjà indiqué dans la première observation de M. Rochet, et on les adosse en crête sur la ligne médiane par des sutures serrées.

Chez ce malade, il y eut des suites opératoires très simples, Pas de douleurs, pas de phénomènes nerveux inquiétants ; mais malgré l'absence de toute infection de la plaie, il y eut de l'hyperthermie pendant près de huit jours (température oscillant entre 38°5 et 39°3). Aucun écoulement de liquide céphalo-rachidien ne fut noté après l'intervention.

Au bout de quinze jours tout était fini. Le malade a été revu près de deux ans après l'opération : on ne voyait plus aucune tumeur dans la région opérée ; le doigt, promené sur la cicatrice, ne sent plus de creux, ne note aucun enfoncement le long de la ligne épineuse générale. La guérison paraît parfaite et définitive.

Observation XVII (inédite).

(Due à l'obligeance de M. le Dr Rochet).

M. P..., six ans, entré salle Saint-Mathieu, le 21 octobre 1897.

On ne trouve rien à signaler dans les antécédents familiaux.

La grossesse de la mère et l'accouchement se passèrent sans incidents.

A la naissance, l'enfant présentait dans la région sacrée une petite tumeur arrondie recouverte de peau normale.

Le volume était celui d'une noix environ. Les parents la remarquèrent sans y attacher d'importance. La marche a commencé à l'âge ordinaire. Les membres inférieurs n'ont jamais été paralysés. L'enfant n'a jamais eu ni convulsions, ni phénomènes cérébro-spinaux. Cette malformation ne semblait l'incommoder en quoi que ce soit.

Il n'en éprouvait aucune souffrance, mais le volume de la tumeur augmentait d'une façon progressive, sans autre accident d'ailleurs ; cet accroissement pendant les six premières années de l'enfant, la difformité qui en résultait, inquiétèrent les parents.

Au moment où on présente le malade au Dr Rochet, la tumeur recouvre en grande partie la face postérieure du sacrum, empiétant un peu en bas sur le sillon interfessier dont elle efface l'extrémité supérieure. Elle est sur la ligne médiane; son volume peut être grossièrement comparé à celui du poing ; elle est largement implantée. Le diamètre vertical (14 centimètres) l'emporte un peu sur le diamètre transverse (11 centimètres); la tumeur s'allonge vers la région ·coccygienne. Un sillon assez net en marque la circonférence.

La surface est régulièrement arrondie, lisse, sauf vers l'extrémité inférieure du diamètre vertical où l'on remarque une petite dépression infundibuliforme complètement fermée à sa partie profonde et que l'on peut effacer par la tension des téguments.

Faut-il en faire avec Virchow un signe indiquant la présence dans la poche de cordons nerveux adhérents? La peau qui la recouvre est de couleur normale ; on n'y voit aucune cicatrice d'ulcération. Le système pileux n'est pas plus développé que dans les autres régions. La tumeur est un peu tombante, entraînée par son propre poids.

Les efforts, les changements de position n'ont aucune influence sur son volume. Le décubitus dorsal n'est pas gêné.

La consistance est très molle, la fluctuation est nettement perçue ; il n'y a aucune tension dans l'intérieur, pas de battements, les téguments ne sont pas mobiles séparément, et, quand ou saisit la tumeur à pleine main, elle semble glisser dans des limites assez étendues sur les plans sous-jacents. La pression en réduit le volume, mais est incapable de donner une réduction complète. Pendant cette manœuvre, il ne se produit rien de particulier ; le petit malade ne semble pas s'en apercevoir, même si on la prolonge.

La facilité avec laquelle on en déprime tous les points permet d'explorer, à travers la paroi, les plans qui la supportent et de se rendre compte de leur état. A 2 centimètres environ au-dessus du coccyx, une dépression admet la pulpe de l'index. En suivant les bords de cette dernière, on arrive à faire rouler sous le doigt un cordon qui paraît émerger de la dépression, se diriger un peu à droite et en bas, puis bientôt se perdre dans la poche. La transparence est comparable à celle d'une hydrocèle.

Les membres inférieurs sont bien conformés. Aucun trouble de la sensibilité ; les réflexes sont normaux. Des cicatrices violacées sont disséminées sur les deux membres inférieurs, de la largeur d'une lentille environ ; elles sont attribuées par le père du malade à une éruption de furoncles. Elles sont superficielles et ne semblent pas dépasser en profondeur les limites du derme. Rien à signaler aux pieds. Les sphincters ont toujours fonctionné régulièrement. Aucune malformation du crâne ni de la face. Pas de signes d'hydrocéphalie ; la physionomie, d'ailleurs, est intelligente. L'enfant s'exprime sans difficulté et répond fort bien, pour son âge, aux questions qui lui sont posées.

La rareté du spina bifida, d'autant plus grande que la lésion siège plus bas, l'absence de troubles trophiques et de phénomènes nerveux n'étaient pas des raisons suffisantes pour contre-balancer la netteté des signes positifs, et le Dr Rochet porta le diagnostic de spina bifida sacro-coccygien.

L'impossibilité de réduire complètement la tumeur, l'innocuité de la compression, ne pouvaient faire éliminer la communication de la poche avec le canal médullaire; ces particularités sont fréquentes. Le contenu était-il complètement liquide ? Devait-on rencontrer des éléments nerveux? Sans insister sur la présence de la dépression ombiliquée, la perception du cordon dur signalé plus haut devait le faire présumer, mais la certitude paraît ici bien difficile et Hildebrand avance même que le seul moyen de diagnostic précis est l'incision de la poche au bistouri; alors même on n'est pas renseigné sur l'utilité fonctionnelle des éléments nerveux que l'on a sous les yeux. Le bon état général, l'absence de troubles du côté du système nerveux, autant que l'intégrité des tissus recouvrant la tumeur, étaient des conditions favorables à l'intervention. L'accroissement progressif de son volume l'indiquait. Le Dr Rochet, rejetant les autres méthodes comme insuffisantes dans le cas particulier, se décide pour l'extirpation du sac, suivie de la fermeture de la fente osseuse par ostéoplastie.

L'intervention est pratiquée le 23 octobre au matin. Elle a compris les temps suivants :

Anesthésie à l'éther. Incision cutanée suivant le diamètre vertical dans presque toute sa longueur. La paroi propre de la tumeur adhère aux téguments et n'apparaît que sur une minime largeur. Ponction de la poche au bistouri, qui donne issue à un liquide absolument clair et transparent.

On peut en recueillir presque la contenance de deux verres. L'analyse faite par M. Aubert, pharmacien en chef de l'Antiquaille, fit reconnaître les caractères du liquide céphalo-rachidien. Ouverture large de la poche en agrandissant l'orifice de la ponction; on aperçoit alors une cavité assez régulièrement arrondie. La paroi est de couleur blanc rosé. Dans la profondeur, elle aboutit à un orifice se dirigeant en haut et en avant du côté du canal rachidien, et par lequel sort un cordon gris rosé, dur, arrondi, de la grosseur d'une plume d'oie environ, s'accolant bientôt à la paroi, s'effilant un peu, et, après un trajet de 2 centimètres à peu près, s'épanouissant à son extrémité en faisceaux grêles qui cheminent le long de la paroi en dessinant des anses élégantes et légèrement en relief. Deux ou trois prolongements latéraux, qui naissent à la façon des racines rachidiennes, suivent le même trajet. Cordon et anses ont l'aspect extérieur du tissu nerveux. La paroi propre du sac offre l'épaisseur et la consistance d'une forte lame fibreuse. Il est impossible d'en détacher les éléments nerveux.

L'orifice situé profondément est bien mis à découvert en érignant les parois de la poche réduites à deux valves latérales. Sa forme est irrégulière : il est sur la ligne des apophyses épineuses, il siège au-dessous de la deuxième pièce sacrée. Il se continue du côté du coccyx par une sorte de gouttière osseuse, peu profonde, largement ouverte en arrière, et dont la surface rugueuse paraît être la paroi antérieure du canal sacré. Elle s'atténue peu à peu à partir de l'orifice et se termine en s'effilant à la pointe du coccyx. Les bords sont munis de petits renflements osseux et longés par les fibres des masses musculaires sacro-coccygiennes. L'orifice et la gouttière qui lui fait suite en bas dessinent dans leur ensemble un losange à la partie supérieure duquel on voit sortir le prolongement médullaire qui n'est sans doute que le filum terminal plus ou moins modifié. Par moments, un peu de liquide clair s'écoule par l'orifice, confirmant encore la communication avec le canal. Le liquide étant compris entre la moelle et ses enveloppes, il s'agissait donc de la myélo-méningocèle de Recklinghausen. Ces différentes manœuvres n'ont occasionné aucun symptôme alarmant. Le sommeil était calme. Le cordon nerveux représentait l'extrémité terminale d'une moelle anormale ; les fibres d'épanouissement qui lui faisaient suite se perdaient elles-mêmes rapidement, en quelque sorte par fusion avec la paroi ; aucune ne la franchissait. L'utilité de ces éléments était donc plus que douteuse, et l'absence de phénomènes réflexes depuis le commencement de l'intervention autorisait le sacrifice de cette portion terminale.

Détaché de la paroi par une dissection artificielle, sectionné à son émergence et lié par précaution, le cordon est ensuite refoulé et abandonné dans le canal rachidien. La section a du reste été absolument inoffensive. Restait encore la paroi de la poche, sous forme de lambeaux latéraux. Leur isolement est un peu difficile, à cause de leur adhérence intime avec les tissus voisins. En procédant par morcellement, le Dr Rochet en résèque la plus grande partie et réserve seulement autour de l'orifice une collerette dont la surface extérieure est libérée, le plus haut possible, de toute connexion dans le canal, à la façon d'un sac herniaire, et des sutures réunissent chacun à chacun les points du bord libre qui se correspondent. L'orifice de la collerette est donc obstrué et, de plus, on a obtenu une sorte de tampon qui est facilement repoussé dans le canal médullaire lui-même. En procédant de la sorte, on avait pour but d'opposer un premier obtacle à l'écoulement du liquide céphalorachidien. Ayant lui-même observé cet accident chez le malade qu'il opérait en 1892, le Dr Rochet le considérait comme une des circonstances les plus défavorables à la réunion immédiate, et le redoutait pour les jours suivants. L'obturation de la perte de substance osseuse devait ensuite maintenir ce tampon et l'étayer solidement en arrière. Pour remplir cette indication, on utilise les rudiments des crêtes osseuses qui circonscrivent de chaque côté la perte de substance et sur lesquelles viennent se fixer les extrémités tendineuses des muscles sacro-coccygiens. Avec une forte rugine, on attaque par leur partie externe chacun des bords latéraux ostéofibreux qui limitent la perte de substance rachidienne ; la rugine pénétrant à un travers de doigt environ en dehors de ces bords, va fracturer la base osseuse qui les supporte, pour les mobiliser et pouvoir les rapprocher, et les adosser sur la ligne médiane.

Ces lambeaux ostéo-fibro-musculaires latéraux ne restent adhérents que par leur bord interne autour duquel ils pivotent et basculent de dehors en dedans en se rabattant sur la suture du sac et en fermant en arrière le canal médullaire.

Les deux petits volets ainsi rabattus s'affrontent sur la ligne médiane, et des points de suture serrés, passés avec un petit poinçon ou une forte aiguille dans les bords osseux à traverser, maintiennent le contact de leurs surfaces.

La constitution de ces lambeaux fut un peu délicate, à cause de l'hémorragie en nappe que déterminait chaque coup de rugine. L'écoulement sanguin n'était nullement inquiétant, la compression un peu prolongée suffisait à le maîtriser, mais retardait la marche de l'intervention. Grâce à cette ostéoplastie, on avait remédié à l'absence de la paroi postérieure du canal sacré, et fabriqué de toutes pièces une crête artificielle.

La brèche osseuse avait pu être comblée, malgré le peu de matériaux dont on disposait sur place. Le liquide céphalo-rachidien avait un deuxième obstacle à franchir. Cependant le Dr Rochet ne dissimulait pas les craintes qui lui restaient encore de voir, après quelques heures, mouiller le pansement, malgré tous les soins apportés à empêcher l'écoulement.

Un second plan de sutures rapproche les muscles et leurs aponévroses ; un troisième intéresse les téguments. Un drain de la grosseur d'un porte-plume environ, placé dans le sens vertical arrive par son extrémité profonde en contact avec le plan osseux et sort par la portion la plus déclive de la plaie. La suture des téguments seule a été pratiquée avec des fils métalliques, les autres ont été faites à la soie fine, avec des fils perdus. Un pansement compressif applique fortement les tissus les uns contre les autres. On le protège, autant que possible, contre les souillures provenant de l'anus qui est à quelques centimètres seulement.

L'opération a duré une heure. L'anesthésie très calme a été entretenue avec une petite quantité d'éther. Aucune alerte n'a causé d'interruption. Le réveil est normal. On recherche la constipation en donnant un peu d'extrait thébaïque. L'enfant est placé dans le décubitus latéral, et, jusqu'au soir vers 4 heures, aucun phénomène particulier ne se produit. L'enfant ne souffre pas, mais une hémorragie s'est produite, assez abondante pour traverser le pansement, d'abord renforcé, puis renouvelé dans ses parties superficielles en même temps qu'on tâche de faire une bonne compression. Cet incident ne se reproduit pas. La température est montée à 39 degrés, et, pendant la nuit, le petit malade a du délire, avec hallucinations visuelles.

Pendant les jours suivants, l'état fébrile persiste, sans prendre cependant des caractères inquiétants. La journée, l'enfant semble

absolument dans son état normal : il s'alimente, ne se plaint nullement. Le délire nocturne s'atténue. Des soins de propreté minutieux sont pris pour éviter l'infection.

Le 4 novembre, c'est- à-dire dix jours après l'intervention, le
pansement est enlevé complètement : la réunion s'est faite par
première intention. La pression fait sourdre par le drain un peu
de liquide séreux, teinté par du sang. L'écoulement du liquide
céphalo-rachidien ne s'est pas produit.

Deux jours plus tard on remplaçait le drain par un simple
crayon d'iodoforme. La plaie s'est complètement réunie ; la région
est encore un peu saillante, mais non fluctuante ; il ne s'est formé
aucune collection, et, à aucun moment on n'a vu trace de pus.
Jamais de troubles du côté du rectum, de la vessie, ni des membres inférieurs. Les suites immédiates de l'intervention furent donc
très bonnes.

Trois semaines après l'opération, l'enfant quittait l'hôpital dans
un état excellent.

Il ne fut pas revu depuis. M. le Dr Rochet écrivit au père pour
avoir des nouvelles de son opéré ; aux questions qui lui avaient été
posées par écrit, pour plus de clarté, ce dernier répondit que la
cicatrice était solide, qu'on ne sentait au-dessous d'elle aucune
dépression, mais une surface solide, enfin que le petit opéré ne
présentait aucun trouble nerveux, aucun trouble intellectuel.

Dans l'observation de Dollinger, la plus ancienne (obs.
XII), la guérison opératoire fut obtenue dans les meilleures
conditions.

Senenko (obs. XIII), malgré la section de nerfs en
apparence importants, obtint de même un succès facile et
le malade qui présentait quelques troubles nerveux les vit
s'amender sensiblement.

M. Broca (obs. XV) fut amené à pratiquer chez un
très jeune enfant une ostéoplastie dont le manuel opératoire nous a paru se rapprocher assez de celui de Dollin-

ger pour être cité parallèlement, mais qui cependant n'a rien de systématique. Il s'en rapproche en ce que le lambeau osseux ou plutôt cartilagineux est emprunté aux bords même de la fissure vertébrale. La guérison fut d'ailleurs obtenue par première intention.

Viennent enfin les trois observations que nous devons à l'obligeance de M. le Dr Rochet. Dans l'observation XIV, nous remarquons qu'il y a eu un écoulement prolongé de liquide cérébro-spinal pouvant faire craindre une issue fatale. Cependant la suture osseuse avait pris, et il y a lieu de croire que le pertuis par lequel s'écoulait le liquide était dû à un contact incomplet des lambeaux osseux.

L'observation XVI nous montre un cas de guérison absolument parfaite. La plaie a guéri en quinze jours et, au bout de deux ans, le résultat opératoire s'était bien maintenu.

Dans l'observation XVII, le résultat post-opératoire a été aussi satisfaisant. Malheureusement on a perdu de vue le malade au bout de trois semaines. Mais les renseignements fournis par la famille permettent de penser que le succès opératoire s'est maintenu.

En résumé, sur 11 observations de spina bifida traités par l'excision suivie d'ostéoplastie, nous notons 1 mort, 9 succès dont 4 (VI, XV, XVI, XVII) sans aucune espèce de complication. Dans un cas (IX), le résultat n'est pas indiqué d'une manière assez explicite.

Comparaison des procédés. — S'il nous fallait maintenant émettre un avis sur les différentes opérations plastiques, nous le donnerions sous toutes réserves ne nous sentant pas assez d'autorité pour juger les faits que nous rapportons.

Il nous a paru cependant qu'il y avait lieu, tout en reconnaissant l'intérêt que présentaient les tentatives faites par Hayes et Robson, de renoncer à une pratique qui vient compliquer l'opération de l'excision sans donner au point de vue plastique des résultats appréciables.

Pour l'opération pratiquée par M. le professeur Berger en 1892, elle a donné un résultat assez satisfaisant, si du moins le succès annoncé par l'auteur dans sa communication s'est maintenu ; mais elle ne nous a pas paru devoir se généraliser. On sait en effet combien les cas de greffes osseuses empruntées aux animaux donnent peu de résultats définitifs. Et l'on sait aussi que, dans ces opérations, l'élimination du lambeau osseux pour être souvent tardive n'en est pas moins presque fatale.

Si l'on songe dès lors que cette élimination, quoique ne donnant lieu parfois qu'à une réaction inflammatoire presque insignifiante, peut aussi s'accompagner de phénomènes de suppuration, on aura peine à admettre qu'une lamelle osseuse abandonnée au sein des tissus puisse jouer le rôle de corps étranger aseptique, et on se défiera d'une méthode qui, sans donner l'assurance d'une réparation osseuse définitive, expose, dans une région aussi susceptible que le canal rachidien, aux plus redoutables complications.

Le procédé russe du professeur Bobroff est loin de prêter aux mêmes reproches. L'idée d'emprunter de la substance osseuse à l'os iliaque est certes originale et rationnelle. Nous avons vu que, dans plusieurs cas, l'opération faite suivant ce procédé a été couronnée de succès. Et même, le cas où le sujet est mort comme ceux où le lambeau s'est éliminé en partie nous paraissent relever d'une antisepsie imparfaite bien plus que d'un mauvais manuel opératoire. Toutefois, nous ferons à cette méthode deux reproches qui nous paraissent fondés : 1° Que l'opération nous semble compliquée par la taille et la libération d'un lambeau à distance tel que le lambeau iliaque de Bobroff, ce qui n'est peut-être après tout qu'une question d'habileté opératoire que nous sommes peu qualifié pour trancher; de plus nous croyons, que le lambeau, assez longuement pédiculé, doit être moins bien nourri que celui de Dollinger, dont les connexions sont plus larges, et, consécutivement, doit être plus exposé à se nécroser. Ce serait une explication des faits relatés dans les observations VII et XI. 2° Il est difficile de bien calculer les dimensions à donner au lambeau, et, s'il est trop petit, l'orifice sera incomplètement obturé, et l'on pourra voir par suite s'établir un écoulement de liquide céphalo-rachidien, ce qui constitue une complication redoutable (obs. VIII).

Le procédé Dollinger-Senenko-Rochet nous semble être, de tous, le plus simple et le plus complet. Les lambeaux, soit qu'on les amène par glissement, comme Dollinger, soit qu'on les fasse basculer comme Senenko et Rochet, conservent des attaches assez nombreuses pour être bien nourris, et, d'autre part, leur taille est des plus faciles ; l'on peut toujours, en les dégageant petit à petit de leurs connexions, les amener sur la ligne médiane à un contact absolu.

CHAPITRE III

INTERVENTION

Jusqu'à ces dernières années, l'opportunité et la nature de l'intervention en présence du spina bifida étaient livrées à l'opinion de tel ou tel chef d'école. Nous avons dit que la plupart des chirurgiens étaient partisans de l'abstention ou tout au moins de la temporisation. Il nous suffira de citer les noms de Holmes, de Guéniot, de Houel, de Polaillon, de Larrey, de Duplay, pour montrer que cette manière de voir comptait d'illustres défenseurs. De même parmi les interventionnistes, chaque chirurgien prônait sa méthode à l'exclusion de toutes les autres.

Avec les données actuelles, et après les résultats fournis par l'excision telle qu'on la pratique aujourd'hui, la question de l'intervention nous apparaît sous un jour bien différent. Nous nous contenterons, sans entrer dans des détails que notre sujet ne comporte pas, de répondre à ces trois questions qui nous semblent résumer le débat : faut-il intervenir ? quand doit-on intervenir ? comment doit-on intervenir ?

Faut-il intervenir ? — Et, d'abord, que deviennent les malades porteurs de spina bifida livrés à eux-mêmes ? Nous avons trouvé une dizaine cas où la tumeur se montra compatible avec la vie pendant un temps assez long. Certains de ces sujets ont vécu jusqu'à un âge très avancé. Mais combien plus nombreux sont les malades qui succombent à leur affection. Citons la statistique du *Registre général* relative aux années 1881, 1882 et 1883. Il y a eu dans ces trois années, pour l'Angleterre et le pays de Galles, 1768 décès d'enfants âgés de moins d'un an, attribués à des spina bifida, et ainsi répartis :

de 0 à 3 mois	1375
de 3 à 6 mois	241
de 6 à 12 mois	152

Pour l'année 1882, il y a eu 649 décès dont 615 au-dessous d'un an et 34 au-dessus (Th. Bellanger).

La statistique de Hohl (Th. Clement, Nancy, 1888) porte sur 90 cas : 28 moururent dans la première semaine, les autres, à part 24 cas perdus de vue, succombèrent dans les semaines ou les mois qui suivirent jusqu'à 5 ans.

Demme *(Report of the Comittee of London clinical Society*, 1885) présente un tableau encore plus sombre. Sur 32 enfants non opérés, pas un n'atteignit la fin de la deuxième année.

A part les cas de complications nerveuses graves ou de graves malformations concomitantes, la mort survient toujours par perforation de la poche, entraînant l'écoulement du liquide cérébro-spinal : d'où infection et suppuration des méninges rachidiennes, ou mort par épuisement.

Devant un pronostic aussi sévère, l'intervention devrait s'imposer.

Mais elle aussi est susceptible de complications presque fatalement mortelles.

L'infection de la plaie, si fréquente autrefois, se produit rarement de nos jours, grâce aux précautions antiseptiques dont on entoure l'intervention.

Lécoulement du liquide céphalo-rachidien est devenu moins fréquent aussi par le soin qu'on apporte à la dissection du sac et à la suture serrée du collet. Cet écoulement est dû au manque de réunion superficiel et surtout profond des lèvres de la plaie. Ce manque de réunion était causé, pour les anciens auteurs, par la pression intérieure du liquide qui agissait sur la cicatrice et la forçait en un point. Aujourd'hui, on l'attribue plutôt au défaut de vitalité des enveloppes du spina bifida. Le désir d'assurer le plus complètement possible l'occlusion du canal vertébral et d'opposer une barrière de plus au liquide cérébro-spinal justifie les opérations ostéoplastiques ; cependant, même dans ce cas, on n'est pas complètement à l'abri de cette grave complication ainsi que nous l'avons vu pour le premier opéré de M. Rochet.

La récidive est un accident très rare, et qui le deviendra de plus en plus, grâce aux perfectionnements actuels de l'excision.

Il est un accident redoutable, chez les enfants très jeunes surtout, c'est la *mort brusque par shock*. L'enfant meurt pendant l'opération ou peu après, sans qu'on puisse interpréter cette issue fatale, autrement que par l'importance même du traumatisme opératoire et la commotion nerveuse qu'il produit. A mesure que le patient est plus âgé, cet accident est moins à redouter.

Nous arrivons enfin à *l'hydrocéphalie* dont certains

auteurs ont voulu faire une complication de l'excision du spina bifida. On voit en effet fréquemment, chez les opérés jeunes surtout, se développer rapidement, après l'intervention, dans un délai variant de quelques jours à quelques mois, une hydrocéphalie qui aurait pu tout au plus, dans la plupart des cas être soupçonnée.

M. Broca (*Congrès de chir. de Lyon*, 1894) rapporte sept cas de spina bifida opérés par lui, sur lesquels plusieurs succombèrent peu de temps après avec les signes de l'hydrocéphalie. Il conclut que ces faits doivent faire renoncer le plus souvent à une intervention qui serait aussi funeste qu'inutile. Sans nier de tels faits nous les interprétons autrement. Nous croyons que l'hydrocéphalie ne saurait être la conséquence d'une intervention. Certains cas de spina bifida coexistent avec une hydrocéphalie encore latente ; parfois aussi, l'hydropisie précoce des méninges, peut être elle-même la cause de l'arrêt de développement du canal vertébral. Il ressort donc des faits cités plus haut et de tous les faits analogues, que l'on n'opérera pas les sujets manifestement hydrocéphales. Pour les hydrocéphales que nous appellerons latents, un examen attentif les fera peut-être discerner, et l'on sera, en tout cas, d'autant moins exposé à les opérer, que l'on interviendra chez des sujets moins jeunes.

Telle sont les complications dont est susceptible l'opération du spina bifida. Beaucoup sont sérieuses, mais aucune d'elles ne nous paraît contre indiquer l'intervention active dans le traitement d'une affection dont l'évolution spontanée est presque toujours fatale.

Quand doit-on intervenir ? — Nous avons déjà vu que,

au point de vue de l'âge du patient, il fallait savoir attendre et temporiser. Loin de considérer comme certains
auteurs l'excision du spina bifida comme faisant presque
partie de l'accouchement au même titre que la ligature du
cordon, nous considérons qu'une opération faite dans ces
conditions a toutes les chances de ne pas réussir : shock,
difficulté d'éviter la souillure par l'urine et les matières
fécales d'où infection presque certaine, et hydrocéphalie
possible.

Il n'en est pas de même si la tumeur est déjà rompue.
Dans ce cas, comme dans celui où la poche est ulcérée,
mal protégée par un tégument incomplet qui menace de
se rompre, le chirurgien a la main forcée, et s'il intervient presque malgré lui, c'est dans l'espoir de sauver un
enfant voué à une mort prochaine. Nombreux en effet sont
les cas de guérison obtenues chez de tout jeunes sujets, et,
parmi les quelques observations que nous avons rapportées, on peut déjà en relever plusieurs.

La temporisation s'impose donc dans tous les cas qui ne
sont pas menaçants. C'est là que se place utilement l'emploi des moyens protecteurs (collodion-bandages compressifs), l'emploi des ponctions capillaires aseptiques pour
diminuer la pression intérieure, ou des injections modificatrices.

Comment doit-on intervenir ? — C'est là que se place
le choix de l'intervention. Doit-on exciser sans distinction
tous les spina bifida ? Non. Il est des cas où les considérations tirées de l'âge du sujet, de l'état précaire des téguments, des mauvaises conditions du milieu opératoire,
devront faire préférer une méthode qui a donné des résul

tats incontestables dans les cas même les plus désespérés ; nous voulons parler des injections modificatrices, particulièrement des injections iodo-glycérinées du Dr Morton.

Dans certains cas même, où la malformation congénitale est si étendue ou si compliquée qu'elle constitue une monstruosité, dans certains cas aussi d'hydrocéphalie manifeste, il nous semble que toute intervention active serait inutile, et que l'on peut se contenter d'éviter les complications menaçantes par un traitement palliatif.

Il nous semble que l'excision du sac avec exploration préalable de son contenu, avec ou sans ostéoplastie consécutive, est une opération que l'on doit pratiquer souvent et avec l'espoir de sauver beaucoup de malades.

Incontestablement, les sujets qui supportent le mieux l'opération sont les enfants ayant au moins trois ans, présentant un bon état général et le minimum de complications nerveuses. Tout devra donc concourir, jusqu'au moment propice pour l'intervention, à placer le patient dans ces conditions favorables. Certains cas d'hydrorachis, dans lesquels l'orifice de communication est de petites dimensions, et tend à s'oblitérer de lui-même, sont justiciables de l'excision simple.

Quand au contraire la tumeur est sessile, lorsqu'elle communique largement avec le canal vertébral, il y a tout avantage à pratiquer une ostéoplastie qui, par la réparation de la perte de substance osseuse, met plus sûrement à l'abri de toute récidive ou ulcération consécutive.

CONCLUSIONS

I. A l'heure actuelle on est parfaitement autorisé à opérer les spina bifia par l'*excision complète* du sac.

Ne présentent des contre-indications à cette méthode générale que les cas : 1° Où on a affaire à de trop jeunes sujets, car alors le seul traumatisme opératoire, en dehors de toute infection, de toute perte de sang même minime, peut les tuer rapidement. Il faut attendre l'âge de trois ou quatre ans au moins, si l'on peut. Si la tumeur trop volumineuse ou trop tendue menace de ne pouvoir attendre, et tend à s'ulcérer de bonne heure, on pourra essayer des *ponctions simples*, ou suivies *d'injections modificatrices*, en attendant le moment de proposer une intervention plus radicale. Ces ponctions peuvent guérir du reste, à elles seules, la lésion. 2° Où le spina bifida serait trop volumineux, trop diffus, trop monstrueux en un mot, et où l'examen clinique démontrerait la production facile de troubles nerveux graves par le simple fait de maneuvres anodines sur la tumeur (palpation, compression même légère, etc.) et ferait craindre par conséquent la participation à la difformité, de cordons ou d'élements nerveux importants. Ou bien encore les cas où le spina bifida s'accompagnerait d'une hydrocéphalie marquée, et d'autres monstruosités aggravant beaucoup l'état du sujet. Dans la plupart de ces cas d'ailleurs, incompatibles avec une longue existence, le malade n'a guère le temps d'arriver à l'âge où on peut l'opérer.

II. Quand on a pratiqué l'excision, il est très recommandable de chercher la cure radicale du spina bifida par une *opération ostéoplastique*, dans les cas où on trouve une perte de substance qui ne soit pas très petite, punctiforme et une large communication avec la cavité rachidienne. L'ostéoplastie assure davantage contre les récidives que la simple excision, et elle n'augmente pas du tout la gravité opératoire.

III. Le procédé ostéoplastique le plus simple, le plus pratique, pour les brèches pas trop étendues, est encore celui de Dollinger-Senenko-Rochet, qui mobilise de chaque côté de la perte de substance les vestiges des arcs vertébraux et les déplace vers la ligne médiane pour les y adosser, en formant là une nouvelle ligne épineuse.

Lyon. — Imp. PITRAT AÎNÉ, A. Rey Successeur, 4, rue Gentil. — 17561